出版者的话

祖国医学源远流长。昔岐黄、神农，医之源始；汉仲景、华佗，医之圣也。在祖国医学发展的长河中，临床名家辈出，促进了祖国医学的迅猛发展。中国中医药出版社为贯彻卫生部和国家中医药管理局关于继承发扬祖国医药学，继承不泥古、发扬不离宗的精神，在完成了《明清名医全书大成》出版的基础上，又策划了《中国百年百名中医临床家丛书》，以期反映近现代即 20 世纪，特别是新中国成立 50 年来中医药发展的历程。我们邀请卫生部张文康部长做本套丛书的主编，卫生部副部长兼国家中医药管理局局长佘靖同志、国家中医药管理局副局长李振吉同志任副主编，他们都欣然同意，并亲自组织几百名中医药专家进行整理。经过几年的艰苦努力，终于在 21 世纪初正式问世。

顾名思义，《中国百年百名中医临床家丛书》就是要总结在过去的 100 年历史中，为中医药事业做出过巨大贡献、受到广大群众爱戴的中医临床工作者的丰富经验，把他们的事业发扬光大，让他们优秀的医疗经验代代相传。百年轮回，世纪更替，今天，我们又一次站在世纪之巅，回顾历史，总结经验，为的是更好地发展，更快地创新，使中医药学这座伟大的宝库永远取之不尽、用之不竭，更好地服务于人类，服务于未来。

本套丛书第一批计划出版 140 种左右，所选医家均系在中医临床方面取得卓越成就，在全国享有崇高威望且具有较高学术造诣的中医临床大家，包括内、外、妇、儿、骨伤、针灸等各科的代表人物。

本套丛书以每位医家独立成册,每册按医家小传、专病论治、诊余漫话、年谱四部分进行编写。其中,医家小传简要介绍医家的生平及成才之路;专病论治意在以病统论、以论统案、以案统话,即将与某病相关的精彩医论、医案、医话加以系统整理,便于临床学习与借鉴;诊余漫话则系读书体会、札记,也可以是习医心得,等等;年谱部分则反映了名医一生中的重大事件或转折点。

本套丛书有两个特点是值得一提的:其一是文前部分,我们尽最大可能收集了医家的照片,包括一些珍贵的生活照、诊疗照,以及医家手迹、名家题字等,这些材料具有极高的文献价值,是历史的真实反映;其二,本套丛书始终强调,必须把笔墨的重点放在医家最擅长治疗的病种上面,而且要大篇幅详细介绍,把医家在用药、用方上的特点予以详尽淋漓地展示,务求写出临床真正有效的内容,也就是说,不是医家擅长的病种大可不写,而且要写出"干货"来,不要让人感觉什么都能治,什么都治不好。

有了以上两大特点,我们相信,《中国百年百名中医临床家丛书》会受到广大中医工作者的青睐,更会对中医事业的发展起到巨大的推动作用。同时,通过对百余位中医临床医家经验的总结,也使近百年中医药学的发展历程清晰地展现在人们面前,因此,本套丛书不仅具有较高的临床参考价值和学术价值,同时还具有前所未有的文献价值,这也是我们组织编写这套丛书的初衷所在。

中国中医药出版社

2000 年 10 月 28 日

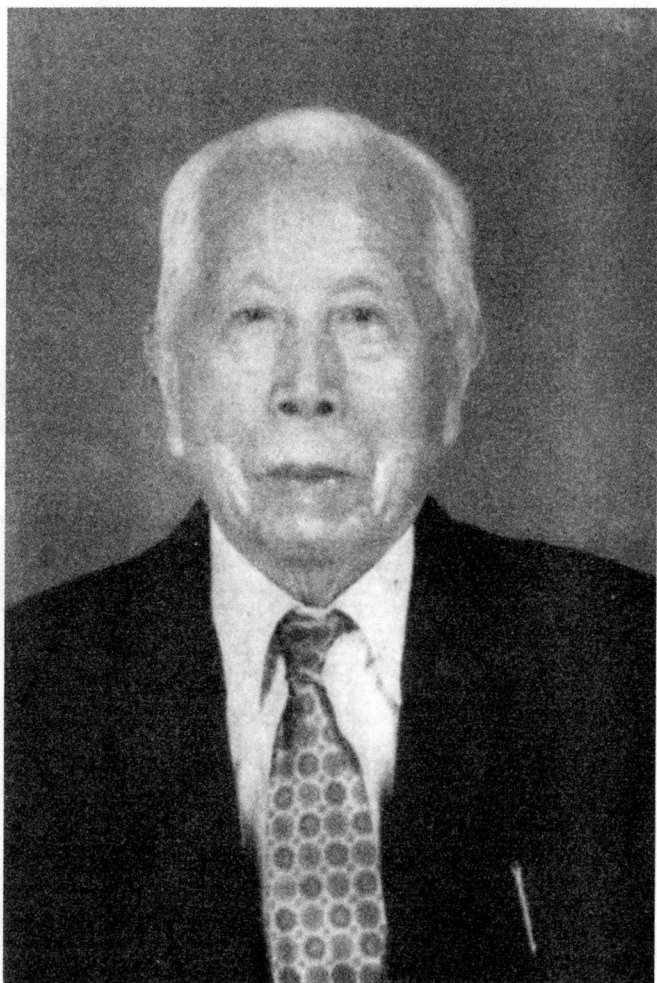

刘仕昌教授

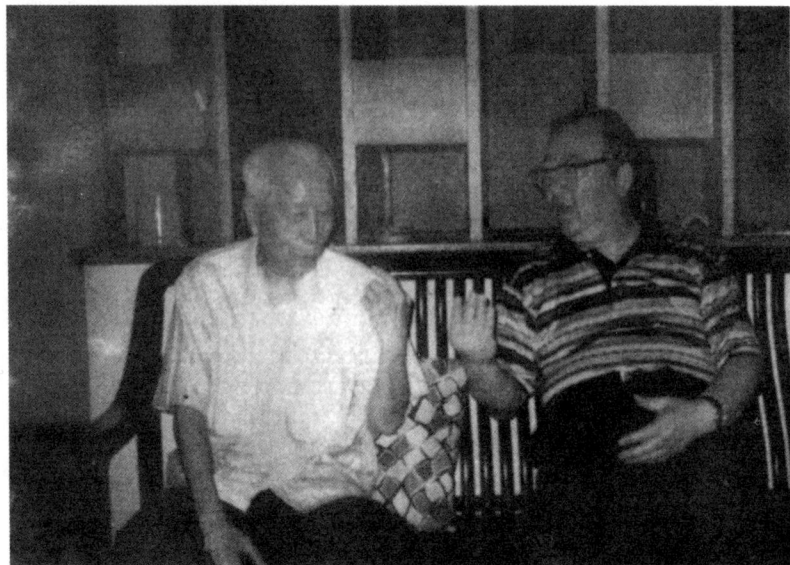

卫生部副部长、原国家中医药管理局局长朱庆生来穗探望刘仕昌教授

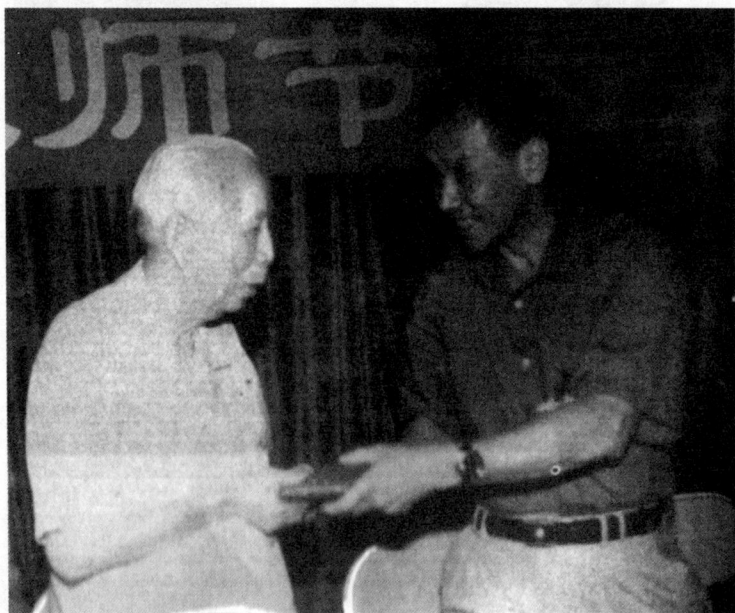

广州中医药大学第一附属医院院长陈纪藩教授向刘仕昌教授颁奖

中国百年百名中医临床家丛书

刘 仕 昌

广州中医药大学温病学教研室编

顾　问　　彭胜权

主　编　　钟嘉熙　　林培政

副主编　　史志云　　沈　强　　张赐安

参编者　　于征淼　　刘亚敏　　史志云　　华伦容

　　　　　沈　强　　李迎敏　　张赐安　　张朝曦

　　　　　陈丽玲　　林兴栋　　林培政　　杨德福

　　　　　赵会芳　　钟嘉熙　　涂泰旺　　徐秋英

　　　　　黄良文　　梁利明　　曾征伦　　吴智兵

中国中医药出版社

·北京·

图书在版编目（CIP）数据

刘仕昌 / 钟嘉熙，林培政主编 . -- 北京：中国中医药出版社，2001.08（2024.7 重印）

（中国百年百名中医临床家丛书）

ISBN 978-7-80156-242-5

Ⅰ. ①刘⋯　Ⅱ. ①钟⋯ ②林⋯　Ⅲ. ①中医学临床－经验－中国－现代　Ⅳ. ① R249.7

中国版本图书馆 CIP 数据核字（2001）第 052139 号

中国中医药出版社出版

北京经济技术开发区科创十三街 31 号院二区 8 号楼

邮政编码　100176

传真　010-64405721

廊坊市佳艺印务有限公司印刷

各地新华书店经销

开本 850×1168　1/32　印张 6.5　字数 147 千字

2001 年 8 月第 1 版　2024 年 7 月第 3 次印刷

书号　ISBN 978-7-80156-242-5

定价　28.00 元

网址　www.cptcm.com

服 务 热 线　010-64405510

购 书 热 线　010-89535836

维 权 打 假　010-64405753

微信服务号　**zgzyycbs**

微商城网址　**https：//kdt.im/LIdUGr**

官 方 微 博　**http：//e.weibo.com/cptcm**

天猫旗舰店网址　**https：//zgzyycbs.tmall.com**

如有印装质量问题请与本社出版部联系（010-64405510）

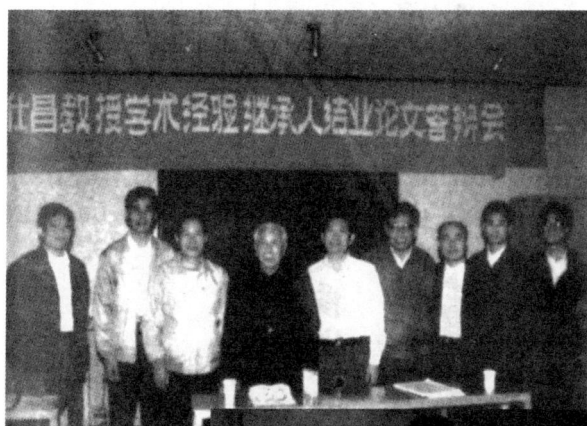

刘仕昌教授（左四）在学术经验继承人结业论文答辩会上留影。

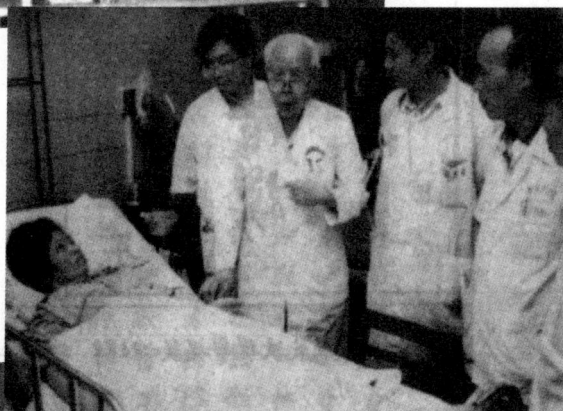

刘仕昌教授在病房会诊并向学生传授经验。

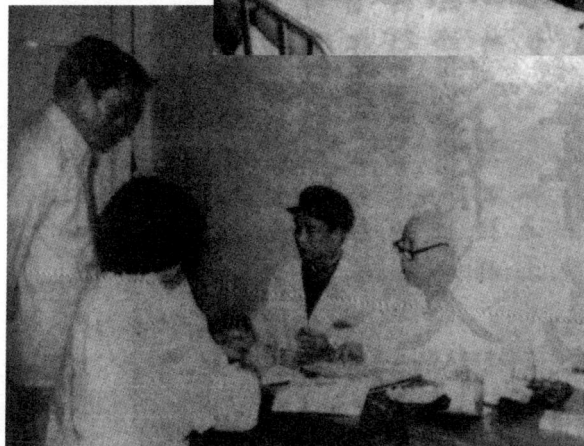

刘仕昌教授在指导解放军医务人员诊治病人。

贺刘仕昌教授从医从教六十五周年

德高术精　医者楷模

一九九九年十月一日蒋正华

全国人大副委员长蒋正华题词

祝贺刘仕昌教授从医从教六十五周年

尚表　高师　德人　医为

一九九九年十月　卢嘉锡敬贺

全国政协副主席卢嘉锡题词

医家座右铭

功有圣善佳经亦戒享化清实戒人志不天力之大生能
同纵神梓寿康说学方受认虚切攻戈意尽量者操我偏
相厚尽师览免之其森于详里止勿欲无以疗病游来上
良宜各常传伴人及修之闻表长胆连能徵验已叹然
术心别无益书近新如难则辨到之而方弹得怀饱懥全焉
仁宅之学有之致知而再非夕辗已细欲穷不愆已时十近
乃坐幼貌承实参而验症慎阳求炬欲什锅贱减如推奉敬
医当妇之开普道故经始须阴务毋心而徇负以尽事回庆
志外巧事读叛温贵各方致窠浮题圆因过助吟于指此
立内工而必而是尤令处案诊据之欲可职资坤权三守

仕昌忆录己卯年暮春三月

刘仕昌教授手迹

内容提要

广东名医刘仕昌教授，生于中医世家。其医德高尚、医技精湛，独创岭南温病学派，在学术界享有很高的威望。刘老悬壶济世、执教杏坛近 70 年，是国家人事部、卫生部、中医药管理局首批全国 500 名老中医师带徒专家之一，也是首批中医硕士、博士生导师之一，共培养 30 多位硕士、博士生，可谓桃李满天下。

本书全面反映了刘老岭南温病学派的学术思想和临床经验。在临床上尤擅"用药轻灵，出奇制胜，以平为期"。此书给中医临床工作者提供了新的思路和方法，值得一读。

目 录

医家小传

刘仕昌教授简介

刘仕昌教授，广东省惠州市人，1914年出生于当地中医世家，自幼习医，1934年通过考试获取惠阳县第一届中医生资格并开始行医，1938年7月，深造于广东中医药专门学校。时值日寇南侵，战火纷飞，随即返惠开设诊所悬壶济世，并兼任惠阳开明中医学校教师。1957年初，任广东省中医进修学校教师，尔后安排在广州中医学院温病教研室任教。1985年评为教授、1986年认定为温病博士生导师。从该时到现在培养硕士毕业生20多名，博士毕业生7名，现在校学习博士生1名。1990年获国家教委颁发荣誉证书，1992年获国务院政府特殊津贴。1991年获国家人事部、卫生部、国家中医药管理局颁发全国继承中医药专家学术经验指导老师证书，获广东省颁发名老中医称号。现任广东省学位委员会委员。他主编《温病选读》，参加《中医大辞典》编写工作，并发表"温病昏谵证治""叶天士学术思想及对后世医学的影响"等论文数十篇，主持"岭南温病湿热证理论与临床研究"，获1998年广东省中医药科技进步一等奖，1993年获广东省高教局优秀教学成果二等奖。刘老带头研制的胃宝、前列宝临床有较好疗效，并有脑力素等药品即将面世。

刘仕昌教授是中国中医药学会传染病分会顾问，广东省热病专业委员会顾问，广州中医药大学终身教授，是目前全国温病同行在职教师中年龄最大的教授。刘老从医从教逾半世纪，平素治学勤奋、自律，诊病用药谨慎周详，教导学生以身作则，勤勤恳恳，兢兢业业，为中医事业的发展作出了积极贡献。

专病论治

功能性低热

　　功能性低热是在排除结核、风湿、感染等因素外，患者低温较正常人升高，一般在 37.1～38℃，与植物神经功能紊乱、体温中枢调节不正常以及天气炎热等有密切关系。对本病的治疗，刘老有独到的见解和丰富的治疗经验。笔者跟随刘老在门诊治疗功能性低热 15 例，其中女性 13 例，男性 2 例；年龄最小 2 岁半，最大 72 岁，以 20～50 岁女性多见；发热最长 10 年，最短 1 个月，经治疗分别在 4 天至 1 个月内退热，热退后未见复发。下面将刘老对本病的认识及其辨治经验总结如下。

一、对病因病机的认识

历代医家多把功能性低热归于中医内伤发热范畴，认为本病是由气血阴精亏虚，脏腑功能失调引起。临床上多按肝郁发热、瘀血发热、气虚发热、血虚发热、阴虚发热5个证型来论治。刘老在长期的临床实践中，结合岭南地区的气候及人的体质特点，认为本病常表现为虚实夹杂，治疗上采用攻补兼施，扶正祛邪的治疗原则。岭南地区气候炎热，湿润多雨的时间较长，天暑下逼，地湿上蒸，易成暑湿病邪。凡平素体弱之人，卫外不固，易感暑湿之邪而发病。此外岭南地区人们喜食鱼虾螺蚝等多湿阴柔之品，贪饮生冷、冻物，易损伤脾胃，湿浊内生。对于体虚之人，脏腑功能失调，痰湿更易停滞而为病邪诱发本病。

由于湿性黏滞，与热相合，胶结难解，故起病缓慢，病势缠绵，病程较长；且体虚难于抗邪外出，使病情缠绵难愈，长期发热不退。如湿热深伏阴分，滞留不去，久则伤及阴分，可出现气阴两虚之证；如邪郁少阳，流连三焦，枢机不利，可致长期低热不退；若素体脾虚，暑湿入侵可出现气虚夹湿之证。刘老认为"壮火食气……壮火散气""暑易伤气津"，在这种高温多湿的环境中，岭南之人易出现气阴不足的体质；且暑湿之邪易阻气机，少阳为调节气机的枢纽，暑湿之邪郁阻少阳而致少阳枢机不利。刘老认为功能性低热以气阴两虚、邪郁少阳、气虚夹湿3个证型为多见。在门诊治疗的15例患者中，气阴两虚6例，邪郁少阳6例，气虚夹湿3例。

二、分型辨治

1. 气阴两虚：本型患者多素体阴虚，或热病日久，邪热侵入人体，深伏阴分，耗气伤阴而致气阴两虚。症见消瘦，疲乏，多汗，头晕，气促，手足心热，或骨蒸潮热，心烦，少寐，多梦，口干，盗汗，大便干结，尿少色黄，舌质干红、苔少或无苔，脉细数等。治以益气养阴，清热透邪为主。常用太子参、乌梅、葛根、玄参、沙参、玉竹、白芍等益气阴；另用白薇、青蒿、地骨皮、知母、花粉、柴胡等清热透邪，意在抑其火热，透除余邪，以免更伤阴液。

例1：李某，女，23岁，1993年5月25日初诊。

主诉：低热5月余。患者5个月前见低热（37.5℃~38℃），曾在当地经中、西药治疗，效果不佳而来诊。诊时见低热37.5℃，形体消瘦，疲乏，发热以午后为甚，手足心热，口略渴，汗不多，头重痛，纳差，手足心热于手足背，尺肤略觉热，舌红而瘦、苔微黄，脉细弦。实验室检查及胸片无异常。西医诊为功能性低热，中医辨证属气阴两虚，治宜益气养阴，清热透邪。处方：秦艽12克，葛根、知母、花粉、白芍、丝瓜络、玉竹各15克，青蒿（后下）、黄柏各10克，太子参、茵陈、地骨皮各20克。每日1剂，3.5碗水煎成1.5碗，分2次温服。

二诊：服药后精神好转，头痛减轻，低热仍未退，舌尖红、苔薄黄，脉细弦。处方：青蒿（后下）6克，太子参20克，桑寄生、茯苓、地骨皮、秦艽、葛根各15克，白薇、首乌、白芍各12克，甘草3克，煎服法同上。

三诊：低热已清，精神好转，头痛偶见，舌尖略红、苔薄黄，脉弦细。上方略加增损 3 剂善后。

【按】 本例发热 5 月余，刘老认为此由湿热之邪侵入人体，深伏阴分，日久化热，耗伤气津而致，阴虚内热则见低热久留不退，午后发热，手足心热；脾气虚，运化失常则神疲乏力，纳呆；舌红而瘦为气阴两虚之象。刘老采用益气养阴为主，少佐青蒿、白薇、秦艽、知母等透邪之品，扶正而不敛邪，透邪而不伤正，故获良效。

2. 邪郁少阳：湿热或暑湿之邪侵入人体，若平素人体虚弱，不足以抗邪外出，则邪气常滞留不退，下午或晚上热增，伴有短阵恶寒，晨起发热稍退，腹胀，纳可，大便干结，舌淡红、苔微腻，脉细。刘老认为此为暑湿之邪郁阻少阳所致，治宜清暑化湿，疏通少阳气机。方予蒿芩清胆汤合小柴胡汤加减。若患者见头痛头晕则加菊花、苍耳子、白蒺藜等；若腹胀则加郁金、川厚朴等；纳差苔腻加茵陈、薏苡仁、麦芽等；睡眠不佳加酸枣仁、柏子仁等。

例2：陈某，女，43 岁，1991 年 11 月 23 日初诊。

患者不明原因低热 10 年余，体温：37℃~38℃，午后甚，时觉一阵阵寒意，善太息，睡眠欠佳，曾在多家医院诊治，效果不佳。经多种检查未见异常发现，月经期上述症状加重，胃纳可，容易感冒，二便正常。诊时症见：精神倦怠、消瘦、唇干，手足心热甚于手足背，舌质黯淡、苔薄黄微腻而干，脉弦细。西医诊为功能性低热，中医辨为邪郁少阳致低热。治宜疏肝理气，清暑化湿。处方：青蒿（后下）、柴胡、枳实各 10 克，苍耳子、黄芩各 12 克，秦艽、乌梅、白芍、葛根、太子参各 15 克，甘草 6 克。日 1 剂水煎分 2 次服。

30 日二诊：体温降至 37℃，舌淡红而干，苔薄微黄，脉弦细。药用上方去枳实、乌梅、白芍，加知母、竹茹各12克，沙参15克。煎服法同上。

12月7日三诊：近日月经来潮，腹痛，腰痛，经色紫暗，体温略有升高（37.2～37.3℃），睡眠欠佳，怕风，咽红口干，手心热，舌质黯淡、苔微黄，脉弦而细。处方：柴胡、丹皮、栀子、枳实各10克，白芍、生地、花粉各15克，当归、白术各6克，茯苓12克，甘草3克。煎服法同上。

14日四诊：月经干净，低热已退，胃纳正常，精神尚可，舌淡红、苔薄而黄白相兼，脉弦细。处方：柴胡、丹皮、首乌、青蒿（后下）各10克，葛根、花粉、生地、沙参各15克，秦艽、黄芩、白芍各12克，甘草3克。以此方调理1个月，低热完全消退，诸症消失。

【按】 此例不明原因发热，虽经中西医治疗不效，刘老诊为功能性低热。根据其发热、恶寒、善太息、月经期加重等，认为此为长夏之令，暑湿之邪易郁少阳，致少阳枢机不利，治予清暑化湿，调和气机。在月经期加重疏肝行气之药物，使流连三焦之邪得解而获愈。

3.气虚夹湿：李东垣在《脾胃论·饮食劳倦所伤始为热中论》认为脾胃气衰，元气不足，会导致阴火内生。提出："唯当以辛甘温之剂补中气而升其阳，甘寒以泻其火"的治疗原则，拟定补中益气汤作为治疗气虚发热主要方剂。刘老认为临床上以气虚夹湿为多见，常见于平素中气不足之人，复感暑湿之邪，正气不能抗邪外出，暑湿困于内，久之更伤脾气，遂致病情长年累月不能痊愈。常表现为低热久久不退，面色㿠白，气虚懒言，纳呆，口干苦，心烦失眠，大便烂，小便赤，舌多淡红少苔或薄腻苔，脉多弦细。治予清暑化湿、健脾益气为法，方予东垣之清暑益气汤。如出汗多加浮小麦、糯稻根等敛汗；大便烂加苡仁、藿香、佩兰等清暑化湿之品。

例3：何某，女，57岁，1991年7月30日初诊。

患者低热1月余，体温37.5℃左右，头晕眼花，耳鸣，疲乏，平时易感冒，出汗多，纳差，大便时烂，中西药治疗无效。来诊时症见神疲，面色青白，发热37.6℃，舌质淡黯、苔白微腻，脉弦细。各项实验室检查未见异常。西医诊为功能性低热。中医辨为气虚夹湿，治以清暑化湿，补脾益气。处方：黄芪、淮山药、花粉、麦芽、葛根各15克，苍耳子、扁豆花、郁金各12克，浮小麦、糯稻根各25克，天麻6克，白术10克。3.5碗水煎至1.5碗，分2次服。

8月6日二诊：药后低热已退，头晕、眼花、耳鸣减轻，胃纳一般，大便正常，疲乏，舌淡红、苔浊腻，脉细。太子参、茯苓、葛根各15克，苍耳子、麦芽、白蒺藜各12克，天麻、藿香各6克，菊花、扁豆花各10克，甘草3克，煎服法同上。

13日三诊：发热退而觉疲乏，大便时烂，纳可，舌淡黯、苔白腻，脉缓。守上方加大腹皮12克，调理善后。

【按】患者低热1月不退，此为暑湿内困，伤及脾气，脾气受伤，运化失司，暑湿之邪更难清除，暑湿内困不解，故低热持久不退，必清暑化湿，补益脾气。脾气健运，暑湿清化，内外之邪才能清解，用东垣之清暑益气汤而获愈。

（钟嘉熙　刘亚敏）

病毒性脑膜脑炎

病毒性脑膜脑炎为病毒侵犯脑膜、脑实质引起的炎症病变，最常见的是肠道病毒，其他为单纯疱疹病毒、腮腺炎病毒、腺病毒等，临床常见不同程度的意识障碍、精神异常、发热、抽搐、颅神经损害、锥体束损害等为特征。四季皆可见到，但以夏秋季节更为常见，常为散发性，又称散发性病毒性脑炎，非特异性脑炎等。根据本病特点，可归属中医温病的"暑湿"或"伏暑"范畴。

一、发病原理

目前主要有两种观点：一种认为是由病毒直接侵犯中枢神经系统所引起，这从国内一些单位研究者曾在病人脑脊液中分离出致病病毒等可资证实；另一种则认为是中枢神经系统对病毒发生变态反应所致，并非病毒直接感染，这从一些病理研究中发现有变态反应性脑炎的改变可作依据。总之，本病发生可能与病毒直接感染及免疫机制参与的变态反应两种因素有关，其确切的发病机理尚待进一步探索。

中医认为本病是感受暑湿病邪所引起。暑为火邪，易耗伤津气，湿性腻滞，暑湿合邪为患，往往缠绵难解。初起暑湿蕴蒸，邪阻少阳三焦，继则化火，上冲于脑，可见头痛如裂，并见不同程度发热。热盛则可引动肝风而见抽搐；暑湿酿痰可蒙蔽心包，而见神昏、谵语；暑湿亦可阻滞经络而见瘫痪。

后期往往耗伤津气，津不柔筋，则行走不利；心神清窍失养，则见痴呆、失语、木僵等。由于痰湿难于速尽，故后期如不注意饮食调理则容易产生"食复"。

二、临床表现

常见不同程度发热、头痛，脑脊液呈无菌性脑膜炎改变，尚有意识或智力障碍（包括神志、定向、判断、记忆等障碍），精神或行为失常，痉挛发作，肢体瘫痪、木僵、失用，失语等，也可出现巴氏征阳性等锥体束征。部分病人出现颅内高压或占位体征等。

三、诊断

根据急性或亚急性起病，出现精神症状及不同程度的意识障碍，或出现神经系统弥漫性或局限性损害的症状体征，如抽搐、颅神经损害、肢体瘫痪、失语、病理反射阳性、脑膜刺激征阳性，脑脊液白细胞数及蛋白量轻度增高或在正常范围，脑电图检查可为弥漫性异常或一侧局灶性变化，排除其他脑部病变者，临床可诊断为本病。但确诊须做病毒分离及有关抗体滴度测定。

四、鉴别诊断

1. 流行性乙型脑炎：夏季发病，儿童多见，乙脑补体结合试验或血凝抑制试验阳性。

2. 流行性脑脊髓膜炎：好发于冬、春季节，儿童多见，脑膜刺激征明显，早期即可出现皮肤瘀斑、瘀点，取标本涂片检查可找到脑膜炎双球菌。脑脊液检查压力明显升高，外观混浊，细胞数增多明显，以中性粒细胞为主，蛋白增高，糖及氯化物减少，脑脊液涂片或培养可发现脑膜炎双球菌。

3.结核性脑膜炎：起病缓慢，可有他处结核病灶。脑脊液压力升高，蛋白增高，糖及氯化物减少，静置后有蛛网膜状物形成。离心涂片抗酸染色可检出结核杆菌。

其他尚须与脑肿瘤、精神分裂症等鉴别。

五、辨证施治

本病目前西医尚缺乏特效疗法，中医辨证施治往往可有较满意的治疗效果。根据不同阶段表现特点，我们可将本病分为三期辨治。

1.初期暑湿蕴蒸，阻滞少阳三焦：本期多为发病初期。常见寒热，头痛如裂，周身不适，呕吐，神倦纳呆，口干口苦，小便黄，舌红苔腻，脉濡数或滑数。

此期暑湿胶滞，难分难解，最易阻滞少阳，三焦枢机不利。治疗既不能辛温发散，亦不能太过苦寒清下，必须宣通三焦，务使暑湿胶滞之邪从上下分消而解。常用蒿芩清胆汤加减治疗：青蒿、黄芩、枳壳、陈皮、竹茹、法半夏、郁金、甘草、滑石、水牛角。头痛加菊花、白蒺藜、苍耳子、葛根等；热毒较重者重用大青叶、板蓝根、金银花、蒲公英、水牛角等；呕吐不止者可用薛氏止呕散（川黄连、苏叶少许，泡开水慢慢呷服）。

例1：王某，女，20岁，住院号50394，入院日期：1988年10月19日。

病者1周前"感冒"，症见恶寒发热，头痛如裂，午后为甚，项强，恶心呕吐，呈喷射状，神倦，胸闷，纳差，周身不适，口干口苦，小便黄，大便四日未解，舌红、苔厚腻，脉滑数。血、尿、大便常规检查无异常；腰穿压力略高，无色，清晰无凝块，蛋白（＋＋），白细胞 2.2×10^9/升，单核100%，蛋白12.7克/升，糖11.5克/升，氯化物74.5克/升；脑电图：中度异常。诊断：西医：病毒性脑炎。中医：伏暑（暑湿郁阻三焦）。治疗：分消暑湿，清泄三焦。方药：蒿芩清胆汤加减。处方：青蒿（后下）、菊花、柴胡、大黄（后下）、法半夏各10克，黄芩、竹茹各15克，白蒺藜、苍耳子各12克，大青叶、水牛角（先煎）各30克。上方为主治疗半个月，痊愈出院。无后遗症。

【按】 根据病史及脑脊液等检查，本例诊断可成立。脉症合参，中医诊为伏暑，辨证为暑湿郁阻三焦。治以分消暑湿，清泄三焦，用蒿芩清胆汤为主方。加大黄攻下暑湿秽浊；加水牛角、菊花、白蒺藜、苍耳子以清肝火、止头痛，预防热盛动风。诊断明确，用药对证，故获佳效。

2. 极期最易暑湿酿痰，蒙蔽心包：此期为本病危重阶段。由于暑湿之邪蕴蒸不解，进而酿痰内蒙心窍，甚则引动肝风。常见发热不退，昏谵或失语，或精神行为失常，二便失禁，或见痉厥、瘫痪。由于暑湿酿痰，痰湿阻滞，难于速清，治疗困难不少，且易出现反复。治疗的关键在于豁痰开窍，解暑清热，可用温病"三宝"（安宫牛黄丸、紫雪丹、至宝丹）。由于三宝中含犀牛角等成分，现已停止使用，临床可用醒脑静代替，用法：肌注，1次2～4毫升；1天2次，或2～4毫升加入50%葡萄糖20毫升静脉推注。此为常用之急救药，必须早用、重用，且1天用2～3次方能奏效。并配合豁痰开窍清解之品：川贝母6克，竺黄精、石菖蒲、郁金、连翘、胆南星各10克，花粉15克，瓜蒌皮12克。热盛加生石膏、知母、鱼腥草、大青叶、板蓝根；气虚加西洋参、太子参；痰热较盛加正牛黄；动风加羚羊角。我们用这些方法曾经治疗病毒性脑炎深昏迷患者10余例，疗效极佳。

例2：杨某，男，31岁，住院号492550。

发热9天，神志不清，反复抽搐6天，于1989年8月28日入某医院，确诊为"病毒性脑炎"。经西医气管切开，人工呼吸机维持呼吸，抗病毒，抗感染，神经营养药等治疗，仍昏迷不醒，发热不退，时时抽搐。遂于9月11日邀余会诊。

诊时见身热不退，昏愦不语，舌蹇，张口不能，痰多，汗多，舌边尖红、苔黄白厚，脉弦滑数，重按略虚。诊为暑温兼湿，邪闭心包，治以解暑清热，豁痰开窍。处方：①西洋参（炖服）10克。②太子参、板蓝根、连翘、花粉各15克，瓜蒌皮、扁豆花各12克，川贝母6克，糯稻根30克，甘草3克。日1剂水煎服，如此加减调理月余而愈。

【按】 本例病情危重，以解毒清热，豁痰开窍为主，重用安宫牛黄丸，对病人苏醒、止痉起到很好的作用。据研究安宫牛黄丸能兴奋大脑皮层，减轻脑水肿，促进脑细胞的功能恢复而达到苏醒、止痉的作用。曾在1979年有一病毒性脑炎患者丘某，昏迷30多天，经西医积极救治未能苏醒，后亦重用安宫牛黄丸及自拟豁痰开窍清解方而取效，至今随访10余年无后遗症。现可用醒脑静代替。

3. 后期往往耗伤津气：暑邪最易耗伤津气，暑湿合邪，蕴蒸难解，迁延日久，津气严重耗伤。气津耗伤，失却充养，易出现神倦，汗多，甚或失聪、失语、瘫痪，如不注意调治，易留下后遗症。此时只能清补清养，不可腻滞温补，常用太子参、沙参、石斛、天花粉、生地黄、麦冬、五味子等，尤喜用西洋参补气生津而不温不燥。

例3：苏某，女，39岁，住院号：492373。

患者高热头痛，抽搐而进入深昏迷状态，在某医院住院，确诊为"病毒性脑炎"。治疗10天仍高热不退，昏迷不醒，遂邀余会诊。

1989年8月30日会诊：高热39.8℃，晚间为甚，深昏迷，间有抽搐，二便失禁，不能张口伸舌，脉浮弦细数，重按无力。诊为暑温夹湿，邪犯心包，津气耗伤。治以解毒清暑，开窍豁痰，佐以生津益气。处方：①安宫牛黄丸每次1丸，1日3次。②黄芩、天竺黄、扁豆花、天花粉各12克，远志、郁金各10克，生石膏（先煎）、连翘各15克，太子参20克，川贝母、青蒿（后下）各6克，另西洋参（炖服）10克。

9月1日二诊：药后身热大减，体温降至37.4℃，神志渐醒，能张口伸舌，苔黄白腻，脉浮弦细数，重按略虚。证有转机，续前法，上方去石膏，加葛根15克。

9月4日三诊：热退3天，会解人意，已能讲几句话，诸症大有改善，继前法，仍重用西洋参等加强补气生津，增强正气。如此增减，调治3月后，神志清醒，面色红润，体重增加，能简单会话。

【按】此例病情危重，深昏迷，抽搐时间较长，经诊治，数天后高热即退，并逐渐苏醒。治疗关键是：根据暑热久蒸，津气耗损较重，治疗始终注意兼以补益津气，并重用西洋参，每日炖服。后期调治时，处方亦注意加以补益气津之品。故病情虽严重，治疗效果仍较满意。

4.后期食复邪闭不可不防：本病由于暑湿为患，湿性黏滞，难于速解，且后期病人往往津气受伤，此时早进温补，易出现"食复"。轻则病情缠绵不愈，重则病情出现反复，

14

暑湿与食积秽浊合邪，更易内蒙清窍，重新陷于昏迷状态。此时除解暑化湿，豁痰开窍外，应加用消积化滞之品，如麦芽、谷芽、鸡内金等；并力主饮食清淡，如白粥、藕粉、马蹄粉等少量多餐，效果极佳。

例4：张某，男，18岁。因"病毒性脑炎"住院，经中西医治疗后病情好转。热退神清，但由于饮食不节，早进温补之品，旋又发热，神昏，小便失禁，抽搐。此属暑湿内闭兼食复。治以清心豁痰，开窍息风，消食化积，兼益气生津。处方：①上午安宫牛黄丸1个，下午至宝丹或紫雪丹1支内服；②中药予麦芽、鸡内金、天竺黄、云茯苓、大青叶、西洋参、石菖蒲、郁金、正牛黄、羚羊角等，酌情加减进退。连用1周，病者再度苏醒，热退，最后痊愈出院，无后遗症。

病毒性脑炎虽然是一种危重病，且西医无特效治疗，我们抓住暑温致病特点是易蕴蒸阻滞三焦，易酿痰内蒙心窍，后期易耗气伤津，容易出现食复，病情缠绵难愈等特点，将本病分为三期，根据不同时期表现特点，采用层层分解透泄外邪，步步维护正气津液，配合细心调护，临床治愈不少危重病例。

（刘仕昌　钟嘉熙）

暑　湿

暑湿证是温病中暑温夹湿之证，夏秋之际，天暑下迫，地湿上蒸，人感其气，即易患此证，岭南尤为多见。刘仕昌教授对暑湿证治积累了丰富的临床经验。对夏天的上呼吸道感染、肺炎、肠伤寒及多种疾病之继发感染所致的热性病从暑湿论治，每获良效。兹将其经验整理介绍于下。

一、察病因，明病机，为辨证关键

刘老认为暑湿发热所致病邪是暑湿之邪，暑为热之盛，湿为重浊之阴邪，暑湿之邪致病，亦即阴、阳两邪合病。既有暑邪致病的起病较急、传变较快的特点，又具湿邪致病的病势缠绵、病程较长的特性。因此，暑湿病邪为患，临床上往往类似湿温。

岭南地域位于亚热带，终年气温较高，雨湿较盛。且人们喜食阴柔之物，常贪凉饮冷，至脾胃损伤，湿浊内生。故刘老认为：岭南之域，暑多兼湿，临床上暑湿发热之证多于暑温本证。

暑湿之邪，多从口鼻、皮毛入侵机体，初起往往侵犯人体肌表，此时邪在卫分。邪在卫分不解，多传入气分，虽病变部位较广，但主要是侵犯少阳胆经与弥漫三焦，在暑湿弥漫三焦中，又以困阻中焦症状较突出。暑湿证后期，则多见气阴两伤之证，此时湿已化热，暑热合邪，暑伤气，热盛伤阴，故可形成气阴两伤之势。只有认真观察暑湿发热的病因，明确其病理机制，才能在辨证中做到准确无误。

二、辨证型，析证候，为论治重心

1.邪郁肌表：症见发热，微恶风寒，头痛较重，多汗，肢体困倦，咳嗽，纳呆，小便黄，舌尖红或舌红、苔黄腻，脉滑数或数。

此时暑湿之邪郁遏肌表，既有邪在卫分表证，如发热、微恶风寒、头痛、咳嗽等，又有湿邪内阻之候，如肢体困倦、纳呆等。刘老认为此时病者之多汗、小便黄似属气分证，实则是暑性炎热，外迫肌腠，下注膀胱，致腠理开泄，暑湿下注膀胱所引起，病邪尚在卫分。

2. 邪郁少阳：症见寒热如疟或午后热甚，胸闷脘痞，多汗或自汗，两胁胀痛，肢体困倦，口干不欲饮，纳呆，大便溏，小便短赤，舌红、苔黄腻，脉滑数或弦滑。

此时暑湿之邪郁于少阳，既可致少阳枢机不利之证，如寒热如疟，两胁胀痛，胸脘痞满等；又可见湿热阻滞，气机不利之候，如肢体困倦，纳呆，小便短赤等。刘老认为：邪入气分本应口渴欲饮，而此时多见口干不欲饮或饮水不多，一则是由于湿郁少阳不化，致脾气不升，津液不布，这是主要原因，与热入营分之口干不欲饮有实质性区别。另与岭南地域人群体质多夹内湿有关，正如薛生白在《湿热病篇》所说："热则液不升而口渴，湿则饮内留而不引饮。"邪郁少阳，多见大便溏，则为暑湿夹滞交阻肠道所致。

3. 暑湿弥漫三焦：症见发热或午后热甚，面赤头晕，咳嗽，脘腹胀满，饮水不多，纳呆，大便溏，小便黄，舌红、苔黄滑，脉滑数。

此时暑湿病邪弥漫三焦气分，致三焦气机失调，而出现上、中、下三焦的证候。刘老认为：此型多见午后热甚，究其原因，是湿为阴邪，旺于阴分，与暑合邪，则多见午后热甚，与阳明腑实证之日晡潮热有区别。

4. 气阴两伤：症见午后热甚或夜热较显，手足心热，肢体困倦，少气懒言，夜寐不宁，纳呆，大便秘结，舌红、少苔，脉细数。

本型常见于暑湿发热证后期阶段，既可见病邪损伤津液之证，又可见气虚之候。刘老指出，暑湿发热致气阴两伤与暑温损伤津气是有区别的，本证之发热，一般为午后热甚或夜热较显，且见少气懒言；而暑伤津气则发热较高，且有呼吸喘迫现象。本证病者一般汗出不多，或时有汗出，且汗黏腻，是暑湿相蒸所致；而暑伤津气则可见自汗或多汗，且汗淡如水，其为暑热蒸腾，腠理开泄所致。

三、清暑湿，保津气，为治疗法则

1. 邪在肌表：治宜涤暑化湿，透邪达表，以自拟涤暑透湿汤为主，随症加减。处方：连翘、菊花各 12 克，扁豆花、黄芩、竹叶、北杏仁各 10 克，青蒿（后下）、香薷、甘草各 6 克，苡仁 20 克，葛根 15 克。头痛甚者加苍耳子、白蒺藜以祛风止痛；胸闷者加藿香、枳壳以宽胸理气；全身酸痛者加秦艽、防风以祛风湿、舒筋络；口渴甚者加花粉、芦根以生津止渴；大便秘结者加火麻仁、郁李仁以润肠通便。

2. 邪郁少阳：治宜清泄少阳、分消湿热，以自拟少阳分消汤为主，随症加减。处方：柴胡 10 克，黄芩、葛根各 15 克，扁豆花、秦艽、白芍、苍耳子各 12 克，青蒿（后下）、甘草各 6 克，黄连 3 克。若见微恶风寒者，加金银花、连翘以辛凉解表；咳嗽者，加紫菀、北杏仁、浙贝母以止咳化痰；脘腹胀满者，加枳壳、藿香以理气除胀；胁痛者，加小青皮、生牡蛎以疏肝理气止痛；心烦者，加知母、夜交藤以清热除烦安神。

3. 暑湿弥漫三焦：治宜清热利湿、宣通三焦，方用三石汤加减。处方：生石膏（先煎）、苡仁各 30 克，滑石 20 克，银花 15 克，藿香、黄芩、杏仁各 12 克，竹叶、青蒿（后下）各 10 克，甘草 6 克。若见纳呆甚者，加麦芽、山楂、鸡内金以开胃消滞；咳嗽甚者，加浙贝母、枳壳、瓜蒌皮以宽胸理气，化痰止咳；恶心呕吐者，加黄连、竹茹以清热止呕；夜寐不宁者，加柏子仁、酸枣仁以宁心安神。

4.气阴两伤：治宜清热养阴益气，方用加味生脉散随症加减。处方：黄芪20克，太子参、葛根、生地、花粉、白薇、地骨皮各15克，麦冬、扁豆花各12克，青蒿（后下）10克，五味子6克。若见多汗者，加浮小麦、糯稻根以收敛止汗；心悸者，加夜交藤、白芍、鸡血藤以补血宁神；大便溏者，加白术、茯苓、乌梅以健脾止泻；大便秘结者，加火麻仁、郁李仁以润肠通便。

暑湿发热四个证型中，青蒿为必用之品，主要取其清解暑热之功，使暑热从里向外透发，与湿邪分离，则病易愈，本品含有挥发油，宜后下使透解之力更强。另外，黄芩、扁豆花、葛根亦为常用药，意在清暑化湿，生津止渴。因此，在暑湿发热治疗中，清暑湿、保津气这一治疗原则贯穿治疗始终。

四、病案举例

例1：罗某，女，39岁，1991年8月6日初诊。

低热2月，发热以下午为甚，体温在37.3～37.8℃，头痛较重，多汗，咳嗽，纳差，饮水不多，大便干结，小便黄，舌边尖红、苔白腻，脉弦滑。此为暑湿发热、邪郁少阳，治宜清泄少阳、分消湿热，师拟少阳分消汤加减治疗。处方：青蒿（后下）6克，柴胡、扁豆花、菊花各10克，秦艽、黄芩、苍耳子各12克，葛根、太子参各15克，甘草3克。4剂，清水3.5碗煎至1.5碗，分2次服。

13日二诊：服药后低热已退，已无头痛、多汗，胃纳转佳，二便自调，仍有咳嗽，痰白稠，不易咳出，睡眠欠佳，舌边尖红、苔微黄腻，脉弦细。效不更方，守上方去苍耳子加紫菀、浙贝母各12克以止咳化痰。再进4剂病愈。

例2：李某，女，31岁，1991年7月13日初诊。

发热3个月，近日时高热达40℃左右，以午后为甚，手足心热；发热前有恶寒感，汗出不多，口渴，肢体困倦，胃纳欠佳，大便秘结，发热时尿多，发病后月经提前10天左右，咽微红，舌红、苔少，脉细数微弦。此乃暑湿发热之气阴两伤证，治宜清热养阴益气，方用加味生脉散。处方：太子参、花粉、生地、麦冬、火麻仁各15克，黄芩、秦艽各12克，柴胡、丹皮、扁豆花各10克，青蒿（后下）、五味子各6克，乌梅5克。4剂。另以西洋参10克炖服，隔2～3天服1次。

16日二诊：服药后第3天热退，但见少气懒言，肢体困倦，大便仍干结，小便黄，舌红、苔黄，脉细数。守上方火麻仁加至30克，再进4剂。前后服上方加减20余剂，病情稳定，已无发热，精神、胃纳诸症好转，遂回家乡调理。

（史志云）

登 革 热

登革热是登革热病毒通过伊蚊为媒介所致的急性传染病。好发于夏秋季节，尤以6～10月为高峰，患者多为青壮年。临床上以高热，畏寒，头痛，肌肉关节疼痛，皮疹为特征。本病起病急骤，传变迅速，且多呈广泛流行，但一般预后较好。登革热的发现至今已有 200 余年，历史上曾有过多次大流行。我国 20 世纪 20～40 年代，本病曾在上海、江浙一带流行。1978 年，本病首次在广东佛山流行，并波及广州，此后 10 余年，本病陆续在广东、海南、广西等地发生流行。根据本病发病情况和临床特点，刘老认为本病可归属温病学中"湿热疫"或"暑热疫"的温疫范畴。

一、热毒壅盛、毒瘀交结为其病机

温疫是感受疫疠毒邪所致的急性热病。其特点是发病急骤，病情险恶，有较强的传染性，能引起大的流行。刘老认为疫疠毒邪中热邪与毒邪同属阳热性质的病邪，一般来说，热毒比热邪致病更急更重，故有毒为热之甚之说，临床上常将疫毒引起的高热证称为热毒证或火毒证，以示区别一般热证，余师愚在《疫病篇》中说："此烈毒鼎沸于内，热气上腾。"又说："热毒盘踞于内，外则遍体炎炎。"明确指出毒是热之因，热是毒之果，留一分毒邪，便有一分热势，两者互为因果，相互作用。

叶天士论热毒与瘀的关系时指出："吸入疫疠，三焦皆受，久则血分受瘀，愈结愈热。"何廉臣《重订广温热论》也说："因伏火郁蒸血液，血被煎熬而成瘀。"疫疠内侵，热毒即生，两阳相合，煎熬血液，灼血成瘀。瘀既是热毒的病理产物，又可成为新的致病因子，一则阻滞营卫肌腠，使营卫不和，气血运行不畅导致发热；另则，毒瘀交结，阻塞经络血脉，血不循经而溢于脉外，外窜肌肤，可致皮疹及各种出血症。

登革热有湿热疫和暑燥疫两种。湿热疫是感受湿热秽浊之毒邪，吴又可在《温疫论》中认为："邪从口鼻而入，则其所客，内不在脏腑，外不在经络，舍于伏膂之内，去表不远，附近于胃，……即针经所谓横连膜原也。"指出湿热疫毒，从口鼻而入，伏于半表半里之膜原。湿热疫传变有两种趋向，如病邪外出，即可见太阳表证，症见憎寒壮热，头痛身痛等；如入里化燥，可出现阳明腑实证或气分热盛证，症见但热不寒，日晡尤甚等。由于疫毒深重，多反复传变，所以吴氏《温疫论》中又有九传之论述。总之，本类型登革热传变多端，与一般温病有所不同，临证时不可忽视。

暑燥疫是感受暑燥淫热之毒邪，余师愚在《疫病篇》中指出："毒火盘踞于内，五液受其煎熬……因内有伏毒，邪火干胃。"余氏认为疫毒虽从口鼻而入，侵犯部位在胃而不在膜原，病势充斥十二经。因此临床上出现表里上下内外受病，症状复杂而严重，治以杀其炎炎热毒之热，方可中病。

二、临床证候变化复杂

疫疠毒邪其性暴戾猖獗，其致病来势迅猛，发病急骤，起病后热毒充斥表里内外，且病情险恶，证候变化复杂。本病传变可按卫气营血传变或表里九传，可以顺传。本病初起多在卫气分，治疗得当或邪轻正旺，则不能内传。若失治误治或毒盛正衰，则可传入营血。也可以越传，如起病径入营、血分，或邪在气分，直入血分，叶天士所说："温邪上受，首先犯肺，逆传心包。"实际上可归属越传范围。刘老认为，登革热的证候变化虽复杂，但临床上以下列几种证型较多见。

1. 卫气同病：此型多见于本病初期，可分为湿重于热与热重于湿二型。湿重于热，症见：恶寒发热，寒重热轻，无汗，头痛身重，胸闷腹胀，恶心呕吐，舌苔白腻，脉濡数或濡缓；热重于湿，症见：憎寒壮热，热重寒轻，颜面潮红，头痛身疼，口苦咽干，小便黄，舌苔黄腻，脉濡数。

2.气分热盛：此型见于本病极期，可分为阳明热盛和湿热阻遏膜原二型。阳明热盛，症见：壮热，面红目赤，头痛如劈，骨节疼痛，腰如被杖，烦渴，便秘尿黄，舌红、苔黄，脉滑数；湿热阻遏膜原，症见：寒热如疟，脘痞，呕恶，苔白腻或苔如积粉，脉濡缓。

3.气血两燔：此型亦见于本病极期，症见：高热多汗，汗出热不退，头痛如劈，骨节烦疼，面红目赤，斑疹稠密或出血，舌红绛、苔黄燥，脉滑数。

4.毒犯心脑：症见：身灼热，舌謇，肢厥，神昏谵语，手足瘛疭，呕吐频作，舌质红绛，脉细数。

5.毒瘀交结：症见：发热夜甚，神昏谵语，口干不欲咽，腹痛拒按，肌肤斑疹，色红紫，并见各部位出血症，舌红紫或有瘀斑，脉沉涩。

6.余邪未清：此型见于本病恢复期。可分为湿热未清和热伤阴液二型。湿热未清，症见：倦怠，胸满，知饥不食，口干苦，大便烂，舌红、苔黄腻。热伤阴液，症见：热退神疲，口干，不思饮食，小便短，大便结，斑疹渐隐，舌苔白干，脉细。

三、治疗以清解疫毒为本

登革热不论是湿热疫，还是暑燥疫，总以清解疫毒为治疗原则。卫气同病治宜清气泄热解毒，佐以辛凉解表。若属湿重于热者，治宜宣透膜原法；若属热重于湿者，方选银翘散加减。气分热盛，治宜清热解毒，佐以理气化湿。若属阳明热盛者，方用加味白虎汤；若属湿热阻遏膜原者，方用达原饮加减。气血两燔，治宜清热凉血解毒，方用加减清瘟败毒饮。毒犯心脑，治宜清心开窍，凉血解毒，方用清宫汤加减。毒瘀交结，治宜清热解毒，凉血化瘀，方用犀角地黄汤加减。余邪未清，治宜清涤余邪，养阴生津。若属湿热未清者，方用五叶芦根汤加减；若属热伤阴液者，方用沙参麦冬汤或竹叶石膏汤加减。

四、病案举例

黄某，女，48 岁，教师，住院号：62130。1990 年 10 月 13 日因发热恶寒，头痛，全身骨节酸痛 4 天收入院。

患者 4 天前无明显诱因而出现发热恶寒，伴头痛，全身骨节酸痛，以腰痛为甚，发热以下午或夜晚为甚（体温 38℃～39℃），肌肤出疹，色红，无咳嗽，胃纳差，口干，时有腹痛，便溏，3～4 次 / 日，舌边尖红、苔微黄干，脉弦细数。体检：体温 38℃，神清，四肢及胸腹部皮肤可见散在红色出血点，眼睑结膜充血（＋＋），双肺未闻干湿啰音，心（－），束臂试验阳性。血分析：白细胞 3.0×10^9/ 升，红细胞 3.76×10^{12}/ 升，血红蛋白 109 克 / 升，血小板 84×10^9/ 升。西医诊断：登革热。中医诊断：暑燥疫。辨证：卫营同病。治以清暑解毒，凉营透疹。处方：水牛角（先煎）、石膏（先煎）各 30 克，生地、野菊花各 20 克，银花、黄芩各 15 克，赤芍、丹皮、知母各 12 克，黄连、甘草各 6 克。日 2 剂，水煎服，上、下午各进 1 剂。

10 月 15 日二诊：仍有发热（体温 38.5℃），腰痛乏力，皮疹，尿黄，大便干，舌红、苔黄，脉弦数。治以清热祛湿，凉血透疹。处方：苡仁 30 克，红条紫草、滑石、黄芩各 15 克，丹皮、法半夏、赤芍各 12 克，青蒿（后下）10 克，甘草、陈皮各 3 克。水煎服，日 2 剂。

10 月 19 日三诊：发热已退，神疲乏力，口干口苦，时有胸闷，皮疹消退，舌淡红、苔白稍腻，脉弦细数。此为登革热后期，余邪未清。治宜清涤余邪，养阴生津。处方：生苡仁 20 克，沙参、麦冬、连翘、菊花、茯苓、板蓝根、花粉各 12 克，甘草 3 克。日 1 剂，再服 4 天而病痊愈。

【按】 本例经白云区防疫站和本院卫防科查视病人，结合症状、体征、血象以及 DF 抗体阳性，登革热诊断明确。治疗以清解疫毒为主，佐以凉营透疹祛湿，配合双黄连粉针剂 3 克静滴，板蓝根注射液 2 毫升、肌内注射，每日 2 次，以加强清热解毒之力，疫毒得清，诸症得除。

（史志云）

流行性出血热

流行性出血热是由病毒所致急性自然疫源性传染病，本病在长江中下游、淮河流域、黄河中下游等地区流行较广，近几年广东也有散在发病，值得引起注意。本病临床上以发热、出血、低血压、休克、蛋白尿为主要特征，根据本病的流行情况和临床表现，可归属中医学"温疫""疫疹""疫斑"等范围。兹就刘老治疗本病的经验加以总结，以供同道参考。

一、毒热夹湿为其病机

刘老认为本病病因为温疫热毒，其发病原因是由于人体元气不足，阴津亏损，温疫热毒趁虚而入。温疫热毒其性酷烈，传变迅速，极易化燥伤阴，故病邪侵入人体之后在卫分停留时间短暂，很快传入气分，出现气分热炽；气分热毒不解，则可深入营、血分，可见气营两燔或气营血俱燔等证型。如疫毒内陷，气阴大伤，正气溃败，则可出现津气欲脱。热毒深入下焦，劫伤肾阴，肾阴枯涸，化源告竭，可致少尿、尿闭；若阴损及阳，脾肾虚惫，下元不固，膀胱失约，则可见多尿。当热毒已衰，正气渐复，病则进入恢复期。

由于岭南地域气候炎热，雨湿偏盛，或贪凉饮冷，饮食不节或不洁，损伤脾胃，运化失司，水湿内停，聚湿化热，湿热内蕴，外界湿热之邪与内生湿热相合，使本病病机表现为毒热夹湿，其临床表现和治法有别于其他地区。

二、清热解毒祛湿为本

刘老认为对岭南地区流行性出血热治疗，发热期主要以清热解毒祛湿为原则，以清解毒热，祛除湿邪。初起邪在卫气，波及营分，症见发热，恶寒，头痛，目赤，恶心欲呕，全身关节酸痛，纳呆，腹胀，皮肤斑点隐隐，舌质红、苔黄腻，脉数。治宜清气解表，解毒泄热，佐以凉营祛湿，常用银翘散合白虎汤加减。解毒可加入大青叶、板蓝根、黄芩之类；凉营可加丹皮、赤芍、生地等药；祛湿可加藿香、佩兰、苡仁等。气营（血）两燔，症见高热不退，头、腰痛，周身骨节疼痛，面如醉酒貌，烦躁不安，甚则神昏谵语，目赤咽红，皮肤有出血点或瘀斑，或鼻衄、吐血、便血，舌红绛、苔黄腻，脉数。治宜清热解毒，凉营止血，佐以祛湿，常用清瘟败毒饮加减。

斑疹及出血症状明显者，加紫草、田七末、丹参；头痛剧烈者，加白蒺藜、菊花、苍耳子；骨节疼痛者，加秦艽、

26

葛根、防风；湿浊明显者，加茵陈、苡仁、佩兰、滑石。至于低血压休克期及少尿期，在岭南发生的流行性出血热较少见。若少尿期出现急性肾功能衰竭，除服用滋阴养液，解毒利湿中药外，常用中药保留灌肠，药物组成：生大黄、白花蛇舌草各 30 克，槐花、枳实各 15 克，浓煎至 250 毫升，保留灌肠，每日 1 次。对促进排尿，解除尿毒症，缩短病期都有一定作用。

三、后期清余热、补气阴

流行性出血热至多尿期、恢复期，属本病后期，治宜清余热，补气阴为主。多尿期症见低热口干，尿频，量多清长，腰酸神疲，舌质红、苔白腻，脉细数。治宜清除余热，养阴生津。方药：茵陈、知母、葛根、女贞子、旱莲草各 15 克，茯苓、黄芩、花粉、覆盆子、益智仁各 12 克，生地 20 克，淮山药 30 克。恢复期症见身热已退，斑疹隐退，神疲懒言，纳少，或头晕耳鸣，舌红、苔少，脉弦细。治宜补益气阴，方用沙参麦冬汤加减。常用太子参、生地各 20 克，沙参、麦冬、石斛、花粉、白芍、麦芽各 15 克，鸡内金 12 克，甘草 6 克。

四、危重症状及时处理

流行性出血热由于感受温疫热毒，具有发病急剧，热势亢盛，病情险恶，传变迅速，证候变化复杂等特点。若邪气太盛，正气虚弱，往往出现危重症状，应变之法必须及时。刘老认为，只有及时处理这些危重症状，才能使病情得到控制，否则就会前功尽弃。如出现水气犯肺（急性肺水肿），可用加味葶苈大枣泻肺汤以泻肺利水。方药：葶苈子、苏子、黄芩、车前子、茯苓各15克，北杏仁、桑白皮、丹参、泽泻各12克，大枣6枚。若见高热不退，烦躁不安，或神昏谵语，可用安宫牛黄丸或紫雪丹，亦可用醒脑静20毫升加入5%葡萄糖氯化钠500毫升中静脉滴注；全身多腔道出血（DIC），可用云南白药1克，每日3次，或用紫地合剂50毫升、紫地宁血散2支，每日3次；若见抽搐痉厥，可用止痉散2克，每日3次，或用紫雪丹；高热、昏迷、抽搐时亦可配合针刺治疗。

五、病案举例

林某，男，37岁，农民，住院号：59333。

1990年5月3日以发热，恶寒，头身痛2天入院。入院时症见：发热（体温40℃），恶寒，无汗，表情淡漠，神疲乏力，面、胸部皮肤潮红，鼻衄，咳嗽，痰中带血丝，咽痛，口干，全身肌肉疼痛，纳差，舌红、苔黄厚腻，脉弦滑数。实验室检查为血分析：白细胞5.9×10^9/升，中性粒细胞0.66，淋巴细胞0.28，谷丙转氨酶1379单位/升。诊断：暑湿疫。辨证：热毒夹湿、气血两燔，治拟清热解毒、清营凉血、佐以祛湿。处方：银花、水牛角（先煎）、白茅根、苡仁各30克，大青叶、滑石各20克，黄芩15克，丹参、佩兰各12克，黄连、丹皮各10克，甘草6克。水煎服，每日上、下午各1剂。

7日二诊：体温降低（体温38℃），神疲乏力，面、胸部皮肤仍潮红，纳差，舌红、苔薄黄，脉弦滑。效不更方，原方去滑石、黄连、丹皮，加生地25克，茯苓15克。继服，每日上、下午各1剂。

9日三诊：服药后体温已正常，精神好转，皮肤潮红消退，腹稍胀，大便日4次、质烂，小便量多、3.7升/日，舌红、苔白腻，脉滑数。此为热病后期、气阴两伤，治宜清除余邪、养阴生津，佐以行气除胀。处方：茵陈、苡仁、大青叶、太子参各20克，白茅根30克，生地25克，茯苓、黄芩、佩兰、莱菔子各12克，川厚朴、山栀子各10克。水煎服，每日上、下午各1剂。

病者后期出现多尿期，尿量最多至4.5升/日，经用清热祛湿、益气固肾，诸症基本消失，痊愈出院。

【按】 本例经广州市防疫站检测流行性出血热荧光抗体阳性，滴度1：1280，诊断明确。发热期以清瘟败毒饮加减，以清热解毒、清气凉血，由于兼夹湿浊，故加苡仁、滑石、佩兰、茵陈等以清热祛湿。后期出现多尿期，加强益气固肾之品。治疗针对病因、病机，故取效快捷。

（史志云）

肠 伤 寒

刘仕昌教授对肠伤寒的治疗，积累了丰富的经验，兹将其经验总结如下：

一、清热祛湿，贯穿始末

肠伤寒多归于温病的湿温范畴。刘老认为湿热之邪是本病主要的致病因素；饮食不节，脾胃受伤，导致湿邪内困是本病发生的条件。吴鞠通说："内不能运水谷之湿，外复感时令之湿"，薛生白曰："太阴内伤，湿饮停聚，客邪再至，内外相引，故病湿热，皆先有内伤，再感客邪。"临床上所见的持续高热，相对缓脉，特殊的中毒症状，玫瑰疹及白细胞减少等症均是湿热之邪侵犯人体而引起的病理变化。初起湿热之邪从口入侵人体，困遏卫表，一般为时短暂，继而外邪传里，表证解除，气分湿热郁蒸。其病机变化又因人体体质的差异而有所不同，素体中阳偏旺者，邪从热化而病变偏重于胃，表现为热重于湿；素体中阳不足者，则邪从湿化，病变偏重于脾，表现为湿重于热。还可因湿热不解，阻遏气机，产生多种病理变化。若湿热化火化燥，则出现热盛伤津，内迫营血，内闭心包，引动肝风等变证；湿热黏滞难解，后期往往可遗有余邪未尽的证候。可见，湿热内阻往往贯穿整个发病过程。因而，针对其病因、治疗方面，刘老注重清热祛湿，特别注重分解湿热，正如吴鞠通所说："湿去则热孤易消解"。根据病变不同阶段的不同部位进行选方用药，清热祛湿法贯穿肠伤寒治疗的始末。如初起邪遏卫表，治宜芳香宣化湿热之邪，常用香薷、银花、连翘、青蒿等；继而湿热郁阻气分，根据湿热的偏盛，或祛湿或清热为主，常用药物有薏苡仁、滑石、石膏、黄连、黄芩、青蒿等；若湿热弥漫三焦，宜分消走泄、宣通三焦，常用药物有石膏、知母、薏苡仁、枳壳、滑石、淡竹叶、车前子等；在肠伤寒的恢复阶段，余邪未清者，宜轻清芳化、清除余邪，常用药有荷叶、芦根、枇杷叶、藿香等。

二、疏理气机，治疗关键

刘老认为，气机升降失调是各脏腑功能失调的重要因素。对肠伤寒的治疗，宜注重疏理气机。肠伤寒为湿热之邪侵犯人体，湿遏热伏，热处湿中，往往胶结难解；湿性黏滞，易遏清阳，阻滞气机，气机受阻，则可影响脏腑功能如邪热在肺，可致肺失宣降，通调水道的功能失常；邪在脾胃，可致脾失健运，胃失和降；邪在膀胱，可致膀胱气化不利等。此外，由于三焦是气机升降出入的通道，气化的场所，水液运行的道路，故宜通三焦，又是疏理气机的关键。因而治疗中常用分消走泄，宣通三焦之法，使湿热之邪从不同渠道，因势利导而驱邪外出。刘老常用杏仁、枳壳、桔梗、橘皮、苏叶等开发上焦，宣畅肺气；藿香、绵茵陈、佩兰、郁金、川厚朴等疏通中焦。正如叶天士《临证指南医案·湿》华岫云按："今观先生治法，若湿阻上焦者，用开肺气，佐淡渗，通膀胱，是即启开闸，开支河，导水势下行之理也；若脾阳不运，湿滞中焦者，用术、朴、姜、半夏之属，以温运之；以苓、泽、腹皮、滑石等渗泄之。"疏理气机，邪有出路，故湿热易去矣。

三、分型辨治，灵活变通

刘老治肠伤寒，注重辨证论治，根据临床表现，分四个证型：邪遏卫表，湿热困阻中焦，湿热弥漫三焦，余邪未尽、气阴两伤。自拟治疗肠伤寒的基本方：青蒿、黄芩、滑石、葛根、薏苡仁、枳壳、扁豆花、云茯苓等，并根据临床证候，随证加减。初起邪热郁阻卫表，症见：身热不扬伴恶寒，头重，肢倦，胸闷脘痞，纳呆，舌质淡红、苔白腻，脉濡缓者，治宜芳香化湿、透表解热，方选基本方加新加香薷饮加减；若邪在气分，湿热困阻中焦，症见：发热，口渴不欲多饮，心中烦闷，大便次数增多，表情呆滞，舌红、苔黄腻，脉滑数，治宜清热和中化湿，方选基本方加葛根芩连汤配以火炭母、凤尾草、蚤休等；湿热弥漫三焦，症见身热蕴蒸不退，面赤耳聋，胸闷腹胀，脘痞纳呆，咳嗽，咽痛，口渴不欲多饮，下利，尿短赤，舌红、苔黄腻，脉滑数，治宜清热利湿、宣通三焦，方用基本方合三石汤加减；肠伤寒后期，症见身热已退，脘腹微闷，知饥而纳食不多，舌质嫩红、苔薄微腻者，治宜轻清芳化，醒脾畅气，主要以薛氏五叶芦根汤加减。发病中若见头痛者，加苍耳子、白蒺藜、菊花以祛风止痛；周身疼痛者，加秦艽、防风以舒筋活络；腹胀腹痛，加救必应、蚕砂以行气止痛；纳差，加麦芽、鸡内金以开胃消滞；出汗多者，加糯稻根、浮小麦以收敛止汗；大便秘结，加郁李仁、火麻仁等润肠通便；口渴甚者，加天花粉、芦根以生津止渴。刘老认为，在此四型中，以中焦病最多，上焦少见，所以常以清中焦湿热为主。正如吴鞠通说："湿温较诸温，病势虽缓而实重，上焦最少，病势不甚显张，中焦病最多……当以中焦求之。"此外，刘老还根据吴鞠通"湿为阴邪，非温不解"的理论，治疗中常寒温并用，以辛温的药燥湿理气，常用川厚朴、法半夏、香薷、橘红、苏叶等。

四、变证需防，余邪宜清

刘老认为肠伤寒并发症多，治疗中应注意各种变证。若湿热之邪不能及时祛除，或感邪严重，湿热之邪化燥化火，可致湿热蕴蒸营血，耗血动血，出现便血。刘老则予凉血止血之犀角地黄汤加味，犀角可用水牛角代。如出血过多，可致气随血脱，则当予益气固脱为主，方予独参汤合黄土汤；若湿热郁蒸，内熏肝胆，可出现胁痛、黄疸，方予茵陈蒿汤加减；若引动肝风，出现神昏痉厥等，可予安宫牛黄丸或紫雪丹合菖蒲郁金汤加减。安宫牛黄丸可用醒脑静代替，予醒脑静20毫升加50%葡萄糖40毫升静脉注射，日2次。

肠伤寒后期，刘老认为邪热渐退，湿邪渐化，但脾胃久病，其气大伤，一般可见胃气未醒，脾虚不运的证候。因而薛生白认为："湿热已解，余邪蒙蔽清阳，胃气不舒，重用极清之品，以宣上焦阳气，若投味重之剂，是与病情不相涉矣"。故常用薛氏五叶芦根汤加减，药用藿香叶、佩兰叶芳香化浊，枇杷叶宣通肺胃气机以化湿浊，薄荷叶、鲜荷叶以清透余热，淡竹叶以渗利湿邪。

由于湿热之邪黏滞难解，病程较长，瘥后可因余邪滞留未能除尽引起复发，故当体温降至正常后，要仔细观察湿热余邪是否尽化，注意善后调理，以防死灰复燃。

五、病案举例

曾某，男，26岁，1989年8月22日初诊。

患者于8月上旬因饮食不慎起病，初时高热恶寒，体温39.5℃，头晕头痛，呕吐，泄泻，日2～3次，经治疗发热不退，恶寒减轻，但极度疲乏，咳嗽，纳呆，腹中隐痛，大便结，小便短赤，口干苦，遂请刘老会诊。诊时症见：面色赤垢，神情淡漠，尺肤灼热，舌红、苔黄浊，脉滑数。肥达氏反应："H"1：640，"O"1：320，"甲"1：80，"乙"1：80，"丙"1：80。中医诊断：湿温。辨证为湿热弥漫三焦，治予清热利湿、宣通三焦。处方：青蒿（后下）、黄芩各12克，虎杖、滑石各25克，大黄（后下）9克，竹茹、杏仁、枳实各10克，石膏30克，葛根15克，甘草6克。煎服法：3碗水煎至1.5碗，日1剂，分2次服，4剂。

25日二诊：发热已退，精神好转，大便通解，但仍觉疲乏，纳差，时有腹胀，口干，干咳，舌质略红、苔黄腻，脉滑。此为余邪未尽、湿热未清，治予清涤余邪。处方：滑石 20 克，佩兰、银花各 12 克，苡仁、葛根、天花粉、蚤休各 15 克，枳壳、北杏仁各 10 克，甘草 6 克，4 剂，煎服法同上。

29 日三诊：发热已退，精神好转，腹胀减轻，知饥不食，口干，舌淡红、苔薄微腻，脉滑。此为余邪未尽、气阴两伤，治宜轻清芳化、开胃理脾。处方：藿香叶 10 克，佩兰叶、竹叶各 12 克，荷叶、枇杷叶、麦冬各 15 克，淡芦根、苡仁、太子参各 30 克，甘草 5 克。调治半月而愈。

【按】 本例肠伤寒辨证为湿热弥漫三焦，治以分消湿热、通利三焦。方中以杏仁开宣上焦肺气，肺气宣畅，湿邪易化；虎杖、大黄清热通腑，邪有去路；黄芩、石膏、青蒿清热化湿透邪；竹茹、枳壳行气止呕；苡仁、滑石淡渗利湿。因湿难速去，故肠伤寒后期以轻清芳化之法，清涤余邪，开醒脾胃气机，予枇杷叶、淡竹叶、芦根以清透余热；藿香叶、荷叶芳香化湿，醒脾舒胃；太子参益气养阴，经调治而愈。

（钟嘉熙　刘亚敏）

肺　炎

一、治以宣肺为本

肺炎，中医多归温病之风温范围辨治。风热病邪由口鼻而入侵犯人体，发病较急，初起首犯肺卫，且整个病程均可表现出风热郁肺的证候特点。正如叶天士所说："风温者，春月受风，其气已温"，"肺卫最高，邪必先伤，此手太阴气分先病，失治则入手厥阴心包络，血分亦伤"，"风温肺病，治在上焦，……宜用辛凉。"由于本病的病理主要是由风热郁肺所致，故宣肺之品为整个病程所必用。刘老常用北杏仁、浙贝母、桔梗、前胡、枇杷叶、瓜蒌皮、鱼腥草等（为写作方便，暂定其为"宣肺饮"）。初起邪在肺卫，症见发热，微恶风寒，咳嗽，胸闷不适，舌边尖红、苔薄白，脉浮数者。治宜疏风宣肺，常用"宣肺饮"加薄荷、竹叶、牛蒡子、银花、连翘、甘草等。邪在气分，症见壮热，烦渴，咳喘，胸痛，舌红、苔黄，脉数。治宜清气宣肺，常用"宣肺饮"加黄芩、石膏、芦根、大青叶、板蓝根、甘草等。若邪热欲入营血，多表现为气营同病，症见高热，烦渴，躁扰不宁，咳喘，胸痛，咳咯血痰或见皮肤红疹，舌红绛、苔黄而燥，脉数等。治宜宣肺泄热、气营两清，常用"宣肺饮"加玄参、生地黄、丹皮、大青叶、板蓝根、知母、石膏等。若高热不退，谵语神昏者可选用安宫牛黄丸或紫雪丹以豁痰开窍。

从上可见，本病各阶段虽然治法不同，但宣肺之法贯穿始终，乃使肺气宣畅，风热内郁之邪容易透发，邪出有路。如此纲目清楚，主次分明，运用灵活，不失为刘老治疗肺炎行之有效的一大特色。

二、寒热虚实宜分

同为肺炎一病，由于患者体质不同、兼夹之异，故有寒热虚实之别，治疗当有所区分。肺炎以风热袭肺，实热证多，可按上述一般原则论治。但若兼有寒邪之时，表现恶寒较甚，头痛，肌肉酸疼，舌质较淡者，则可在"宣肺饮"中加防风、荆芥、橘红、白芷、法半夏、白蒺藜等。虚人感受者，则可用"宣肺饮"加苏叶、生姜、黄芪、防风等。

三、四时季节各异

肺炎虽在秋冬、冬春气候变化较大时易见，但其他季节也不少，故刘老认为风温四时皆有，非独发于冬春两季。刘老根据四时气候特点，用药略有所异。春季风木之令，温暖多风，易感时邪贼风，用药宜多加疏风透邪之品，可用"宣肺饮"加银花、连翘、薄荷、牛蒡子、蝉蜕等。夏季暑气炎炎，且易兼湿，故宜用"宣肺饮"选加青蒿、香薷、扁豆花、淡竹叶、鲜荷叶、生苡仁等清暑化湿之品。秋季燥金之令，故宜"宣肺饮"酌加冬桑叶、紫菀、百部、玄参、款冬花、玉竹、花粉等润燥透邪之品。冬季严寒，易夹寒邪，故常用"宣肺饮"加荆芥、防风、苏叶、白蒺藜、法半夏等。

四、应变必须及时

肺炎经及时治疗，一般预后较好。但若感邪太重，或素体羸弱者，则容易邪闭心包，引动肝风而出现气急喘鸣，神昏痉厥之变。应变之法必须及时，否则救治的难度增大，刘老常在病情刚出现恶化的苗头时便及时采用急救措施。如高热不退，病者烦躁不安即可用安宫牛黄丸或紫雪丹，往往可使热退身凉，神情安定，并谓若到神昏谵语或昏愦不语时再用则效果较差，刘老这一观点大大发展了前人要"热入心包"方可使用的理论。另外刘老认为肺炎患者，尤其是正气虚弱的小儿，最易见内闭外脱的情况，病儿见神昏谵语或昏愦不语，气息短促，手足厥冷，冷汗自出，舌绛色黯，脉细疾或沉弱。此时则宜开闭固脱合用，可用生脉散或独参汤送服安宫牛黄丸。必须注意的是当险情已过，则又当以肺炎本证常规辨治，此刘老治病，急则治标之法也。

五、病案举例

冯某，女，52 岁，1991 年 7 月 17 日初诊。

患者 5 天前洗澡后受凉起病，初起发热恶风，头痛，咽痛，咳嗽痰白，自服"感冒药"后体温略减，第 2 天发热又起，渐至 39.5℃，咳嗽加剧，咳引胸痛，痰渐转黄稠，疲乏纳呆，欲呕。诊时见面色赤垢，痰黄稠带褐，小便黄，舌红、苔黄腻，脉滑数。胸部 X 线透视报告：大叶性肺炎并胸膜炎。中医诊为风温兼湿（邪热壅肺），治以清热宣肺，解暑化湿。处方：鱼腥草、滑石各 30 克，浙贝母、瓜蒌皮、枇杷叶、前胡、桔梗、扁豆花各 12 克，青蒿（后下）、北杏仁（打）各 10 克，丝瓜络 15 克，甘草 3 克。日 2 剂，上下午各进 1 剂，水煎服。

21 日二诊：发热减退，但咳嗽加剧，痰色灰黄而稠，舌质红、苔黄腻，脉滑数。上方去扁豆花、滑石，加黄芩 15克，板蓝根 20 克，日 1 剂，水煎服。

25 日三诊：发热退，咳嗽减，仍胸痛，余症减轻，舌略红、苔黄腻，脉滑略数。仍以清热宣肺化痰为主，处方：鱼腥草 30 克，浙贝母、瓜蒌皮、紫菀、桔梗各 12 克，北杏仁（打）10 克，丝瓜络、黄芩、玄参各 15 克，芦根 20 克，甘草 3 克，日 1 剂，水煎服。

30 日四诊：症状消失，复查胸片正常，继续调理善后。处方：沙参、玄参、芦根、丝瓜络、鱼腥草各 15 克，麦冬、北杏仁（打）、扁豆花各 10 克，紫菀、瓜蒌皮各 12 克，甘草 3 克。日 1 剂，再服 3 天而瘥。

【按】 治以清热宣肺为主，又因暑天易夹暑湿，又宜酌加清暑化湿之品，故能迅速取效。邪退后需防其死灰复燃，宜清涤余邪为治，后用养阴宣肺之品善后调理。丝丝入扣，主次分明，用药恰当，故获佳效。

（钟嘉熙）

时邪类疟

一、论因

时邪类疟者，为感受时邪所致，而类似疟疾表现的一类病证。正如王孟英《温热经纬》所说："若感受风温湿温暑热之邪者，重则为时感，轻则为疟，而温热暑湿诸感证之邪气流连者，治之得法，亦可使之转疟崭出。"可见类疟一证，亦外感时邪所致也。病虽不急不重，但邪气流连不退，病势缠绵难解，此皆因导致类疟之时邪，多为暑湿之邪或其他时邪兼湿所致。湿性重浊腻滞，难于速退。若病者素体脾虚，中气不足，则更易邪滞不解，流连三焦，转而为疟。另有病久伤及正气，邪气乘隙伏于阴分，皆可为类疟之因。临证必细细推究，探其因由，缕析其同异，随证施治，方能切中病情。

二、辨治

1. 湿热郁阻少阳：湿热或暑湿之邪侵入人体，若平素气虚体弱，正气不足以抗邪于外，则邪气常滞留不退，流连三焦，阻滞少阳。常见发热久久不退，下午或晚上热增，伴有短暂恶寒，但必热多寒少，热后微微汗出，晨起发热稍退，形如疟疾。但疟疾者发作更为规律，且间歇期一般热可退尽，形如常人。而类疟一症，虽亦寒热有时，但不似疟疾那么规律，间歇期发热多不能完全退尽，且热多寒少，少有寒战者，此为辨证之要点。刘老常将此类病证辨为时邪类疟，湿热郁阻少阳三焦所致。治以清热化湿，和解少阳，宣通三焦。常用蒿芩清胆汤合小柴胡汤加减治疗，屡屡获效。

例1：刘某，男，9岁，1988年9月12日初诊。

患者平素体弱，夏伤暑湿，遂起寒热、头痛、呕吐，入某医院住院治疗3周，用多种抗生素及中医清热解毒之剂热仍不退。因诊断未明，拟腰穿检查脊液，家属未回音遂邀刘老前往会诊。诊时见患儿神倦疲乏，每天下午6、7时许出现短阵微寒，手指发凉，随即发热38.5℃。第二天晨起后热势稍退，如此反复，同时伴有头痛、口渴、汗出、纳呆、大便尚可、小便黄赤，舌边尖红，苔黄白而厚，脉滑数。诊为时邪类疟（暑湿郁阻少阳三焦）。治以清暑化湿，和解少阳，宣通三焦。方用蒿芩清胆汤合小柴胡汤加减化裁：青蒿（后下）6克，黄芩12克，柴胡10克，白芍12克，枳壳10克，菊花10克，太子参12克，葛根12克，花粉12克，乌梅5克，生苡仁15克，甘草3克。1天1剂，水煎分次服，连服3天。

9月15日二诊，服药后当晚发热减轻，体温37.5℃，各症减轻。服第二剂后热已退清，精神转佳，胃纳亦好。按上方加减继续巩固调治3天出院。

【按】 此例不明原因发热，经中西医治疗不效。刘老据其寒热似疟，呕吐、困乏、纳呆、苔腻等表现，认为属感受暑湿所致，转为时邪类疟之证。因邪气仍较盛，故仍以清暑利湿祛邪为主，并配合调和少阳气机，疏通三焦，使流连于少阳三焦之邪能因势而解。

2. 暑湿内困，气阴两虚：此型多发于平素脾虚中气不足之人，复感暑湿之邪，正气不足于抗邪外出，暑湿内困于人体，久之气津耗伤更甚，遂致病情长年累月不能痊愈。常表现为低热久久不退，时时自觉微微一阵寒意，面色白，气虚懒言，纳呆，口苦口干，心烦失眠，或见腹泻便溏，小便赤，舌淡红少苔，或薄腻苔，脉多弦细。刘老认为此属时邪类疟之暑湿内困、气阴两虚之证，常以东垣清暑益气汤化裁益气生津，除湿透邪，疗效显著。

例2：李某，女，38 岁，住院号：42199，1991 年 4 月 17 日入院。

患者久患胃下垂，平素中气不足。去年夏秋之交，因鼻梁疗疖挤压后致感染扩散为败血症，在当地医院用大量抗生素后导致二重感染，经治疗后低热仍一直不退，体温在 37～38℃，时觉畏寒，口腔糜烂，覆盖白膜，腹泻与便秘交替而作，极度疲乏，消瘦，语言低微，进食极少，口干苦，小便短赤，舌质略红、苔微腻。刘老会诊后认为属时邪类疟（暑湿内困，气阴两虚型），治以东垣清暑益气汤化裁：北芪 15 克，太子参 15 克，青蒿（后下）6 克，秦艽 12 克，花粉 15 克，五味子 5 克，麦冬 12 克，白芍 12 克，扁豆花 12 克，银花 12 克，葛根 15 克，升麻 10 克，甘草 3 克。

以上方为基础，纳差者，加麦芽、神曲、鸡内金；尿短赤时，加绵茵陈、生苡仁、泽泻等；头痛者，加天麻、苍耳子。如此调服 1 月余，低热退尽，口糜烂、腹泻等亦消失，胃纳增加，精神转佳，痊愈出院。

【按】 本例长期低热不退，且合并二重感染，治疗比较困难，虽用多种抗生素，治疗效果仍不显著。后转本科治疗，经探究病因，认为患者平素中气不足，复感暑湿之邪，留困不解，气阴耗伤更甚，故用东垣清暑益气法获效。

3. 邪伏阴分：时邪久滞，正气反复与之抗争，邪气虽已去十之七八，正气亦必大受损耗，余邪可乘隙内伏阴分。常见低热经年累月不退，以下午或夜间为甚，晨起身凉，午后复热，饮食无损，但形体消瘦，睡眠欠佳，或见头痛。正如吴鞠通《温病条辨》所讲："夜热早凉，热退无汗，热自阴分来，青蒿鳖甲汤主之。"刘老崇尚前贤，精于此法，常用青蒿鳖甲汤加减治疗时邪类疟之邪伏阴分证，效若桴鼓。

例3：陈某，男，72岁，1991年10月19日初诊。

患者低热6年余，体温徘徊于37.5~37.9℃，午后热甚，汗出热退，晨起身凉，午后复起，常伴短阵畏寒，前额胀痛，咽干鼻干，饮食尚可而形体消瘦，面色暗红，舌边尖红而少苔，脉弦细数，各种检查未见异常。刘老认为证属时邪类疟，邪伏阴分，以青蒿鳖甲汤化裁治疗。拟方：青蒿（后下）6克，鳖甲（先煎）20克，黄芩12克，生地15克，乌梅10克，菊花12克，竹茹12克，丹皮10克，白薇12克，沙参15克，地骨皮12克，玉竹25克。1日1剂，连服7剂。

10月26日二诊，症有好转，但低热仍存，小便短赤，脉舌如前。药虽中病，但伏于阴分之邪已久且深，未能速清，宜守方加白茅根20克，续服3剂。

10月30日三诊，发热已退，纳可，二便调，唯前额胀痛，咽干鼻干仍存，舌边红而少苔，脉细数。此阴分伏邪已退，津气尚未恢复，故原方去黄芩、青蒿、白茅根，加白芍、玄参、葛根等调理善后。

【按】 6年低热，刘老认为属邪伏阴分，不能纯用滋阴，更不能苦寒直折，必因势利导，一面扶正养阴生津，一面入络搜邪透出，使阳匡阴复则气津自足，邪去则低热自退。

（钟嘉熙）

病毒性肝炎

刘仕昌教授在长期的临床实践中，积累了治疗病毒性肝炎的丰富经验。现介绍如下。

一、清热化湿以泻肝

急性病毒性肝炎的早期，病机以湿热俱盛为多见，甚至湿热蕴毒。常见证候为发热，身目发黄，其色鲜明，口干不欲多饮，纳呆，呕恶，腹胀胁痛，小便短赤，大便清臭或秘结，苔黄浊腻，脉弦滑数等。这时邪实而正未虚，故祛邪为当务之急，祛邪能助扶正。治疗以清热解毒化湿为主，方用茵陈蒿汤加味。常用药物：绵茵陈、山栀子、大黄、白背叶根、柴胡、车前子、板蓝根、黄连等。热毒极盛者，加大青叶、龙胆草、银花等；黄疸甚者，加金钱草、田基黄等。

二、行气活血以疏肝

刘老认为，湿热病邪黏滞胶结，易于郁遏气机。另一方面，肝为刚脏，喜条达，恶抑郁，肝炎患者，常见心情抑郁，肝失条达，肝气不得疏泄，也易于郁遏气机。所以，肝炎患者较多兼见气机阻滞，甚至气滞血瘀的病理变化。如此，既不利于湿热的清化，也不利于药物有效成分的输布，易加重肝气郁结的病变。表现为两胁胀痛，甚则刺痛，腹胀满或胀痛，胸闷脘痞，情志抑郁或易怒，恶心欲呕，不思饮食等。治疗应着重行气活血，气行血畅可运药，肝气郁结可疏解，方选身痛逐瘀汤加减。常用药物：川楝子、秦艽、桃仁、红花、香附、牛膝、枳壳、郁金、丹皮、青皮、素馨花、赤芍等。

三、滋阴养液以柔肝

肝主调节和贮藏血液。肝炎后期或者恢复期，湿热化燥伤阴，或在治疗过程中用药过于苦燥而伤阴，或素体阴血不足，均可为肾阴亏损之因。肝肾同源，肾阴亏损，精不化血，肝失濡养，可导致肝阴不足，肝阳上亢，甚至肝风内动的病理变化。出现两胁隐隐作痛，眩晕或头痛，视物不清，口干口苦，心烦易怒，舌嫩红，少苔或无苔，脉弦细数等症。治疗应滋阴养液以柔肝潜阳，方选杞菊地黄丸加减。常用药物：干地黄、枸杞子、杭白菊、丹皮、茯苓、旱莲草、白芍、天冬、山萸肉。眩晕甚者，加钩藤、天麻；头痛者，加蔓荆子；耳鸣耳聋，加龙骨、石菖蒲；失眠多梦，加酸枣仁、麦冬、川黄连；两目干涩怕光、视物不清者，加女贞子、决明子。

四、益气健脾以养肝

肝主疏泄，属木；脾主运化，属土。肝木之生发，有赖于脾土之培养；湿热病邪易犯中焦脾胃。所以，肝炎发病后，往往同时见到腹胀脘痞，恶心欲吐，纳呆，便溏等湿困脾胃，使脾胃运化失常的证候。治疗肝炎的药物多为清热解

毒利湿等苦寒之品，也易损伤脾胃；若脾土流失，则肝成为
无本之木，生发之根源受阻，势必干枯，出现疲倦乏力，食
少，大便溏泻，肌肤发黄，其色不荣，舌淡，脉濡细等证
候。所以，刘老在治疗肝炎时，极重视益气健脾以保护脾胃
的运化功能，使滋养肝木之源充足，有利于肝病的治疗和身
体的复元。方选参苓白术散加减，常用药物：黄芪、党参、
炙甘草、陈皮、淮山药、大枣、春砂仁、鸡内金、山楂肉
等。动辄汗出者，去陈皮，加五味子、糯稻根。

上述四法，是刘仕昌教授治疗病毒性肝炎常用的主要方
法。临证时并不是孤立地单独应用，而是有机地互相配合。
治疗病毒性肝炎，刘老尤其重视益气健脾，认为顾护脾胃，
应贯穿肝炎治疗的自始至终。即使在肝炎的早期，邪实而正
未虚的阶段，刘老也一方面尽量少用或不用大苦大寒，攻伐
太甚的药物，以免损伤脾胃；另一方面则选择配用既能祛湿
逐邪，又能健脾益气的药物，如白术、白扁豆、茯苓、生薏
苡仁等，以杜肝病未愈而脾胃已伤的后顾之忧。

五、病案举例

林某，女，4岁半，1991年8月3日初诊。患者半月来
疲乏，纳呆，时觉腹部胀痛，烦躁，夜卧不宁，夜汗多，便
溏，尿黄，舌边尖红，苔薄腻，脉弦。查：皮肤及巩膜无
黄染，肝肋下2厘米，质软，略压痛，脾不大。谷丙转氨酶
606单位，表面抗原（＋）。辨证为湿热困脾，肝气不舒。治
宜先清湿热，兼理肝脾，务使攻邪而不伤正，并作好较长时
间调治的准备。处方：茵陈、贯众、连翘、白芍、麦芽、太
子参各10克，竹茹、郁金、丹参各6克，五味子、甘草各
3克。水煎服，日1剂。若便溏、腹胀，加独脚金6克；汗

多，加糯稻根 20 克；睡眠不宁，加酸枣仁 10 克；气虚疲乏，加黄芪 10 克。如此加减调治 2 个月，症状和体征消失，肝功能检查正常，但表面抗原（+）。继以调理脾胃善后，处方：浮小麦、糯稻根各 30 克，黄芪、白芍、郁金各 10 克，五味子、酸枣仁各 6 克，麦芽、谷芽各 12 克，淮山药 30 克，甘草 3 克。若舌红、咽红，加虎杖 10 克，茵陈 6 克；腹胀、胁下不舒，加白背叶根 10 克，佛手 8 克。如此调理半年，肝功能复常，表面抗原转阴，随访 1 年无复发。

（张朝曦）

冠状动脉粥样硬化性心脏病

冠状动脉粥样硬化性心脏病（俗称"冠心病"），是发生于中、老年人群，严重危害人们健康和生命的常见病，属于中医"胸痹""真心痛"范畴。其发病有缓有急，缓者病程缠绵，证情复杂；急者起病急骤，变化迅速，甚至危及生命。刘仕昌教授治疗此病，立法用药有独到之处，疗效良好。现将其治疗胸痹的经验介绍如下。

一、病机认识，独有见地

刘老认为，胸痹的发病，尽管其病因病理错综复杂，但心、肝、肾之气先虚是其根本，加之七情、六淫等病邪的影响，致使机体气血运行不畅，最终形成心脉不通的病理结果。正如《类证治裁·胸痹》曰："胸痹，胸中阳微不运，久则阴乘阳位而为痹结也。"《难经·六十难》曰："其五脏气相干，名厥心。"痛因心阳不振，心脉不通而见胸闷、胸痛；心气虚，心神失养则见心悸、心慌、失眠。所以刘老认为，胸闷、胸痛、心悸、失眠是胸痹的主症；而肾气不足，肝气失疏，心神失养，心脉不通是其关键的病机。其中心肝肾虚为本，心脉瘀阻是标。

二、遣方用药，紧扣病机

针对胸痹的病理，刘老治此病采用攻补兼施，标本同治的原则。补益心肝肾之正气，使心脉运行有力，同时祛除瘀滞心脉之瘀血、痰滞、寒凝等实邪，才能较好地达到宣通心脉，宁心安神的治疗目的。正气得复，心阳得振，心脉得通则诸症可除。所以遣方用药，以活血化瘀，宁心安神，补益心脾，疏通肝气为大法，以相对不变之配方而应变错综复杂之证情。自拟经验方常用药有：田三七、党参、佛手、麦冬、五味子、柏子仁、酸枣仁、丹参、郁金、甘草等。其中田三七、丹参、郁金具有活血化瘀，宣通心脉作用；佛手、郁金疏通气机，促进血脉运行；党参、五味子、麦冬健脾益气，养阴宁心；柏子仁、酸枣仁宁心安神；甘草养心健脾，调和诸药。诸药相伍，共奏活血化瘀、宣通心脉、宁心安神、健脾养阴之功。

三、兼证繁复，灵活辨治

胸痹一证，在病变过程中，除以肾气不足、肝气失疏、心神失养、心脉不通为主要病机，以胸闷、胸痛、心悸、失眠为主症外，临床上常兼夹其他兼证。刘老以主方为主加减化裁，以加强疗效，其常用加减法有：兼肝火上炎，甚而见头痛较显者，加苍耳子、白蒺藜、黄芩、杭菊等，加强清肝泻火，疏通清窍；兼胃火炽盛，而见口干口苦者，加花粉、知母以清泄胃火，滋养胃津；兼痰热者，加浙贝母、瓜蒌皮清热化痰；兼大便秘结、腑气不通者，加大黄、火麻仁以开通腑气而宣展上焦气机；兼脾虚而见口淡、纳呆者，加白术、茯苓，加强健脾益气之力；兼肾虚甚而见精神萎靡、腰膝软者，加黄芪、杜仲、桑寄生以补肾强筋；若心气阴虚者，加莲子心、生地黄以加强益气养阴宁心之功；心脉瘀阻甚者，加赤芍、红花，加强活血化瘀、宣通心脉之功。

四、病案举例

徐某，女，54岁，1995年7月7日入院。主诉：胸闷、胸痛，伴气促、咳嗽反复发作1月余。患者自6月上旬始出现胸闷、胸痛、神疲、心悸等症，曾在当地医院治疗无效。病情呈逐渐加剧之势，时感气促、咳嗽，夜间阵发性呼吸困难，伴见头晕，失眠，舌质紫黯、苔薄白，脉弦涩。心电图检查提示：心肌缺血、左室肥大。西医诊断为冠心病、心功能不全。中医诊断为胸痹，辨证为痰瘀阻滞、心肾不足型。刘老认为治当活血化瘀，宣通心脉，佐以化痰为法。处方：田七末（冲）3克，党参20克，五味子10克，麦冬、柏子仁、酸枣仁、黄芩、丹参各15克，佛手、郁金、瓜蒌皮各12克，甘草3克。6剂，日1剂，3.5碗水煎成1.5碗，分2次温服。

7月15日二诊：患者胸闷、胸痛、心悸症状较前好转，但仍咳嗽气促，咯吐白痰，纳呆，口淡，大便烂，舌黯、苔白，脉弦细。痰浊仍盛，加强化痰止咳之力，上方去黄芩、郁金，加法半夏、白术各12克，7剂。

7月22日三诊：胸闷、胸痛、咳嗽等症消失，时有心悸，少气懒言，神疲体倦，口淡纳差，便溏，舌黯淡、苔白，脉沉细。此时痰瘀渐去而正虚已著，治宜健脾养心，宁心安神，补肾纳气为主。处方：杜仲、麦冬、党参、柏子仁、黄芪、丹参各15克，桑寄生、茯苓各20克，白术12克，佛手10克，陈皮3克，炙甘草5克。再服7剂。

7月29日四诊，患者除神疲体倦，纳稍差外，其余诸症尽失。复查心电图：心肌缺血较前明显改善。继在上方基础上化裁治疗1周而出院。

【按】 本例胸痹由痰瘀阻滞心脉所致，痰瘀内阻为标，心脾肾虚为本。治疗上先以活血化瘀，除痰宣脉为主，待邪渐去继而固本扶之，使病情得到较快的恢复。

（张赐安）

肝 硬 化

肝硬化属中医"积""胁痛""鼓胀"等范畴，为难治之症，现代医学尚无特殊有效疗法。刘仕昌教授治疗肝硬化有其独特的经验，现介绍如下，供同道参考。

一、虚实夹杂攻补兼施

肝硬化乃时疫外染，郁而不达；或饮酒过度，酒湿之浊气蕴滞不行；或血吸虫感染，痰浊与气血搏结而致病。湿浊邪毒留恋不去，缠绵日久，终至邪气不去，而正气渐衰。疫毒湿邪滞留是肝硬化发病的外部因素，正气虚亏则是肝硬化发病的内在因素。正如《素问·经脉别论篇》曰："勇者气行则已，怯者则著而为病也"，《活法机要》所谓"壮人无积，虚人则有之"。刘老认为，肝硬化的病机演变与正气盛衰有着密切关系，初病实多虚少，久病则正虚邪实，虚实夹杂贯穿本病整个过程。故肝硬化治疗，无论是初、中、末期，均要注意培本扶正，攻不伤正，补不留邪，切不可一味蛮攻，且攻伐之药不宜过度，当"衰其大半而止。"刘老运用自拟方（天花粉、威灵仙、生牡蛎、太子参、丹参、柴胡、鳖甲、白芍、枳壳、淮山药、黄精、甘草）攻补兼施。方中威灵仙祛湿通络、除久积瘕，天花粉清热生津、消肿排毒，配合太子参、黄精、怀山药共奏攻实补虚之功。

二、培土解郁肝脾同治

刘仕昌教授认为，肝硬化病变主要表现为肝郁气滞和脾胃失调。脾主运化，完成水谷的消化、吸收与输布，为气血生化之源，后天之本。若脾失健运，化源衰少，脏腑经络、四肢百骸无不失于滋养；脾失转输，水津敷布失常，水湿停聚。肝主疏泄，喜条达而恶抑郁。若肝气郁结，气滞血瘀，则可致癥瘕积聚。肝硬化虽有不同程度的多脏器同病或肝脾肾三脏俱病，但根本在于肝脾功能的彼此失调。肝木疏土，助脾之运化，脾土营木，成肝之疏泄。若肝气郁遏日久，势必木郁克土，正所谓"见肝之病，知肝传脾"。因此疏肝解郁和健脾和胃是治疗肝硬化的关键，两者相辅相存，不可偏废。刘老自拟方中的柴胡、枳壳疏肝解郁，行气消痞；太子参、淮山药、黄精补脾胃，益脾气。强调治肝以疏肝解郁为主，勿过用破气、苦寒之品，避免败伤脾土；健脾以运脾理气为主，勿过用滋腻、厚实之品，避免肝失疏泄。

三、祛湿养阴软坚散结

肝硬化之肝脾功能失调，还表现为肝阴亏虚和痰湿阻滞。肝郁气滞，气郁化火，火动伤阴，则致肝阴亏虚。脾虚失运，湿浊凝聚成痰，痰阻气机，痰浊与气血搏结，则致积聚。一方面肝火炼津成痰，肝火耗阴；另一方面痰阻气机，脾失升清降浊，聚湿成痰。气滞、痰湿及肝火伤阴三者相互影响互为因果，形成恶性循环，为肝硬化治疗带来诸多不便。刘仕昌教授认为，疏肝与健脾作为肝硬化治疗关键贯穿始终，而祛湿、养阴则是其两法的分支。肝气久郁易伤阴，脾虚日久易生痰，故祛湿、养阴较多运用于中、末期肝硬化患者。痰湿与阴伤往往兼而有之，治疗上养阴不当则留湿，祛湿不当又伤阴。因此，要注意"润养阴津而不留湿成痰，祛痰化湿而不助火伤阴"。刘老自拟方中主药天花粉清热生津，又消肿排毒；既无苦寒劫阴之虑，又有泻热存阴之意，其功效正如《本经》所谓"补虚安中，续绝伤"。方中黄精滋补阴血又兼补脾胃。此外，肝郁易致血瘀，血瘀又加重气滞，采用丹参活血化瘀，有助于气血运行；肝气郁结，气郁化火，易致阴虚阳亢，选用鳖甲、生牡蛎、白芍既平肝育阴，又软坚散结。此种选药配方，可谓是补中有通，静中有动，充分体现刘老用药的思想。

四、药食罔疗调摄生活

刘老自拟方具有补虚攻邪、疏肝健脾、祛湿养阴和软坚平肝之功效，适用于肝硬化初、中、末期各个阶段。其用药围绕肝脾二脏，补中有通，静中有动，长期服用邪去而正不伤。在具体运用刘老自拟方时，应依据患者的体质差异、疾病轻重，随证加减。如腹大坚满者，加大腹皮、茯苓皮、车前子等；血证者（便血、呕血），加云南白药、田三七末、白及粉等；食滞纳呆者，加山楂、鸡内金、谷芽、麦芽等；黄疸者，加茵陈、山栀子等；肝昏迷者，加服安宫牛黄丸、紫雪丹等。

刘仕昌教授认为，肝硬化缠绵难愈，除药物治疗外，饮食、起居、情志的调理亦是治疗的一个较重要环节。该病患者一易心情抑郁，二易过分强调休息，三易不切饮食，使已经肝郁不达，脾胃升降失调疾病雪上加霜。故在情绪上要及时调整患者的紧张心理；在饮食上戒酒烟，控制食盐的摄入量，忌肥腻辛辣，多食淡薄果汁之品；在起居上既要避免过分劳累，又要防止活动太少，以免影响机体的气机升降。正如《沈氏尊生书·肿胀源流》所说："先令却盐味，厚衣衾，断妄想，禁忿怒。"若能在药物治疗的同时，配合饮食、起居、情绪的调理，则疗效益彰。

（沈　强）

原发性肝癌

原发性肝癌是一种极其凶险的疾病，目前缺乏特效治疗。一般认为本病一经确诊，多在半年内不治。中医治疗原则多采用活血化瘀、清热解毒、软坚散结等方法，常用三棱、莪术、地鳖虫、斑蝥、白花蛇舌草、半枝莲等，但这些药物多系破气散血之品，容易耗损正气，病者难于坚持治疗，效果也不甚满意。根据本病发病多由肝气郁结，气滞血瘀，正常气血化为瘀毒，耗伤正气最甚，故刘老认为治疗宜攻补兼施，疏理气血。重用片仔癀散结化瘀，退黄解毒；辅以西洋参补气益津，扶正祛邪；再以疏理肝气，调理气血之品，治疗效果满意。如1985年曾治罗姓患者，男，70岁。经CT、B超等确诊为本病，肿物大如鸭蛋，腹部隐痛，纳呆，疲乏，消瘦，尿黄等。即用片仔癀半个，上、下午各服1次，另西洋参10克炖服。平时则以柴胡、丹参、枳壳各10克，白芍、党参、黄芪各15克，茯苓、郁金各12克，生牡蛎（先煎）30克，青皮5克，生苡仁20克，甘草3克，疏肝理气散结之剂加减调治，病情大有好转。5年后病情复发方告不治而亡。

本人在刘老经验启发下亦曾治疗一新加坡华侨蓝某，男，60岁，住院号：50063。患者1987年10月在新加坡某医院确诊为原发性肝癌，其家属被告之准备1周内料理后事。家人心有不甘，冒死返国求治中医，1987年10月14日由朋友介绍来诊。诊时见腹胀如鼓，隐隐作痛，极度疲乏，纳呆，脚肿，尿少，便溏，舌质暗红、苔黄腻，脉弦。肝功能检查：麝浊18单位，麝絮（＋＋＋＋），锌浊20单位，脑絮（＋＋），谷丙转氨酶160单位，甲胎球蛋白（＋）。CT、B超均证实肝内肿物如乒乓球大，肝硬化腹水。本病确诊无疑，拟片仔癀每次半粒，1天2次；花旗参10克炖服，另切片频频含服，中药以柴胡、延胡各10克，白芍、川草薢、郁金各12克，枳壳6克，土茯苓、丹参各15克，半枝莲20克，水3碗，煎成1碗，分次服用。尿少腹胀时辅以西药利尿剂，另以土茯苓炖金钱龟，间断服食，目黄已退，纳增，精神转佳，由于返期已到，嘱回新加坡按上法继续治疗。1988年10月4日病者又回国观光旅游，顺路前来复查复诊，

B超检查未发现肝内肿物，肝功检查除甲胎球蛋白（＋）外，其余转正常，病者异常高兴。后家属告之，由于患者恢复后心情高兴，多次往日本、西欧等处旅游，劳累太过，且饮食未加注意，于1990年4月病情复发，腹胀呕吐，最后痔疮大出血合并肝昏迷而亡，存活近3年。说明刘老治疗本病经验确实，故特介绍供同道参考。

（钟嘉熙）

胃 脘 痛

胃脘痛是指上腹部近心窝处发生疼痛的病证，现代医学中的慢性胃炎、胃及十二指肠溃疡、胃神经官能症、胃下垂等病中均可见到此症。该症易反复发作，给患者带来不少痛苦。刘老在临床中从调和肝脾（胃）入手治疗该症，疗效显著。

一、肝胃不和，虚实夹杂为其基本病机

刘老认为，本病的病因与饮食不节，情志失调，劳伤过度等诸多因素有关。原因虽多，但其发病原理则有共同之处。情志失调则肝气郁结，横逆犯胃，气滞而痛；饮食不节、劳伤过度均可损伤脾胃，脾胃受损，肝气相对偏亢，乘虚克脾土而疼痛亦作；加之该病易反复发作，使肝胃不和的矛盾愈加突出，最后形成肝郁脾（胃）虚，虚实夹杂的局面。临床中由于患者体质有不同，患病有久暂，虚实的偏颇亦有别，故临床表现复杂多端。刘老强调认识本病时要注意

以下三点：一是明确本病常由多种病因综合而致；二是本病的病理变化多以肝郁为标，脾（胃）虚为本，两者互为因果，互相影响；三是本病易反复发作，病程较长，"久痛入络"，必致血行不畅而留瘀，脾虚日久则易生湿，故病久患者多易有夹湿夹瘀之证。

二、辨证论治

胃脘痛病因较多，临床表现繁杂，又多夹瘀、夹湿（热）之证。刘老根据上述特点，依临床患者虚实的偏重，将本病分为四型。

1. 肝气郁结：症见胃脘胀痛，痛连及胁，嗳气泛酸，每因情志失和而痛作或加重，苔薄白，脉弦。

2. 中焦湿热：此型患者多有嗜食肥甘之病史，症见胃痛，脘腹胀满，泛酸，胃脘有烧灼感，纳呆，大便溏滞不爽，苔黄腻，脉弦滑。

3. 气阴两虚：症见胃痛隐隐，时时发作，喜按。偏气虚者兼见纳差，神疲乏力，舌淡、苔白润，脉弦缓；偏阴虚者兼见心烦，口干，便干，舌红而干、苔少，脉弦细。

4. 瘀血阻络：症见胃部刺痛，痛有定处，拒按，伴汗出肢冷，舌质黯或有瘀点，脉弦细涩。

以上四型，均以理气和胃为治疗大法，以柴胡、白芍、郁金、黄芩、党参为基本方。肝气郁结型，加重舒肝理气止痛之品，配入延胡索、台乌药、川楝子、素馨花等；中焦湿热者，加入黄连、藿香、茵陈等以清化湿热；气阴两虚型，合生脉散，偏气虚者再加白术、黄芪；瘀血阻络型，加入田七末（冲服）、丹参等。刘老在临床中，对长期慢性患者尤喜用田七末（冲服）3克，效果颇佳，经现代药理研究证实，田三七不仅杀菌力强，且能通过改善胃黏膜微循环而加速萎缩、肠化或增生组织病理逆转，促进溃疡愈合。此外，刘老又针对临床中的某些明显之症状及兼症，加入对症之药物。如泛酸，胃脘烧灼感明显者，加海螵蛸、浙贝母、白及等；纳差甚者，加麦芽、山楂；口干显著，加乌梅；大便干者，加火麻仁等。

除药物治疗外，刘老尤其重视本病的饮食疗法，主张忌肥甘滋腻，食以清淡，不可过饱，亦不可过热过凉，平时多食米粥之类，以培补中土。同时做些适当的体育运动，并保持安静乐观的情绪，以促进病体早愈。

三、病案举例

谢某，女，57岁，工人，1993年11月9日初诊。半年前，因工作紧张、劳累、饮食缺乏规律而出现上腹饱胀不适，伴食欲不振，经服用丽珠得乐、维生素 B_6 等药后略有缓解。此后间断发作，且逐渐加重，并出现胃脘部疼痛、泛酸、口苦等症。经胃镜检查提示为：慢性浅表性萎缩性胃炎、十二指肠球部炎症。初诊：胃脘部胀痛，纳差，泛酸，口苦，大便干结，小便尚可，舌红、苔黄腻，脉弦滑。中医诊断为胃脘痛。辨证属中焦湿热，肝胃不和。治以清化湿热，理气和胃。处方：柴胡、台乌药各10克，黄芩、郁金、川楝子、白及各12克，火麻仁20克，白芍、党参各15克，黄连、甘草各6克。以水3.5碗煎至1.5碗，分2次服，每日1剂。嘱清淡饮食，调畅情志，注意活动。

15日二诊：药后胃脘胀痛减轻，时有嗳气，泛酸，胃脘烧灼感，舌红、苔白腻，脉弦，上方去火麻仁、川楝子，加海螵蛸15克，浙贝母12克，继服7剂。诸症大减，食欲转佳，唯觉乏力明显，上方去海螵蛸、浙贝母，加淮山药15 克，白术 12 克，继服 4 剂。诸症尽失，体力增加，为巩固疗效，上方隔日 1 剂以促进康复。

8 周后复查胃镜提示：胃粘膜正常。病告痊愈。

（陈丽玲　李迎敏）

慢性非特异性结肠炎

慢性非特异性结肠炎，中医亦称"泄泻""下利""肠风"。临床症见肠鸣、腹胀痛、大便泄泻、日久难愈为主，前人认为其病变离不开脾胃，病因可分风、寒、湿、热、瘀。刘仕昌教授辨治慢性非特异性结肠炎，重在理脾化湿，遣方用药清补兼施，尤具特色，现总结其经验介绍如下。

一、本为脾虚，运化无权

刘老认为，本病主症是肠鸣腹痛泄泻，胃肠症状突出，究其根本乃是脾虚。脾主运化，居中土运四极，为后天之本，与肝、胃、肠等关系密切。慢性非特异性结肠炎病位在下焦大肠，病根在中焦脾胃，临床所见脾虚寒湿、脾虚肝郁、脾虚湿热三证为多。脾虚所成，或是饮食所伤，或是劳倦所伤，或是七情所伤；贪食生冷、暴饮暴食、厚味酒毒均可致饮食伤脾；尤其南方属亚热带地区，人们贪凉饮冷，习以为常，日之渐久，败胃损脾；现代社会生活工作节奏紧张，饮食的定时定量紊乱，也可损伤脾胃；劳倦太过耗气伤津，气耗而脾亦虚；忧郁烦恼，肝气郁结，或思虑太过，均

56

能导致脾气虚损。

脾虚则运化无权，不能升清降浊，湿饮停聚，趋于下焦肠道，而成泄泻。运化失司，三焦壅滞，气机不畅，则见腹胀、腹痛或腹中肠鸣。刘老认为《医宗必读》所云"……泻皆成于土湿，湿本于脾虚，仓廪得职，水谷善分，虚而不培，湿淫转甚"恰是中医对慢性非特异性结肠炎病因病机认识的高度概括。

二、标系湿困，邪滞肠道

湿有内外之分，外湿多从外感受，或饮食不洁，邪从口入；内湿多是脾失健运，水饮停聚，湿从中生。本病多有急性泄泻病史，初者往往因饮食不洁，病从口入，湿邪黏滞大肠，以致传导失职，清浊不分，发生泄泻。急性阶段若失治误治，或治疗不彻底，每每致湿邪留恋肠道，迁延不清，日久亦必损伤脾胃，运化失司，造成慢性泄泻，反反复复，缠绵难愈；或因饮食稍有不慎，或受寒热，或因劳倦情志失调，泄泻旋即加剧。当然素有脾虚者更易感受湿邪而发泄泻，且病难速愈，反复发作迁延不已。薛生白"太阴内伤，湿饮停聚，客邪再至，内外相引，故病湿热"，便是脾虚与内外湿邪互为因果的湿热泄泻发病机理之一。

脾虚湿困，大肠传导失职，清浊不分，邪滞肠道，或损伤气机，或瘀阻脉络，或蕴结化热，或受风寒而壅滞更甚。诚如朱震亨所云："夫泄者水谷，湿之象，滞下者垢瘀之物……其污浊积而欲出，气滞而不与之出，所以下迫窘痛，后重里急，至圊而不能便，总频并亦少，乍止乍起而不安，皆大肠经有所壅遏，窒碍气液，不得宣通故也。"湿邪恋滞肠道，壅遏不畅，故病见泄泻、腹痛、肠鸣交作。

三、理脾化湿，清补并用

针对慢性非特异性结肠炎的病因病机，从脾虚湿困辨证，刘老对其治疗，多以理脾化湿，清补并用，取得较好疗效。处方：党参18克，黄芪、白花蛇舌草各15克，云茯苓20克，黄连9克，白术、苦参、枳壳、秦皮各10克，黄芩、地榆、槐花各12克。每日1剂，清水4碗煎至1.5碗，分2次温服。连服7剂为1疗程，一般治疗3～4个疗程。方中党参、黄芪、白术、云茯苓健脾益气，司运化而助化湿，升提脾气而除胀止泻；黄芩、黄连、苦参、秦皮燥湿化湿而止泻，清热解毒而止痛；地榆、槐花入大肠经，既能清利大肠湿热，又为方中引经药；白花蛇舌草解毒利湿；枳壳行气宽中，消胀除满，也助化湿。诸药配合，标本兼治，清补并举，切中病机，故得良效。若脾虚肝郁甚者，症见腹痛，肠鸣，泄泻，泻后痛减，伴腹胀嗳气，舌淡红、苔白，脉弦细，去党参、白花蛇舌草、苦参，加柴胡10克，白芍20克，延胡索12克；脾虚湿热者，腹胀闷痛而泄泻，泻下不爽，或夹有黏胨，肛门灼热，困倦纳呆，口干口苦，舌嫩红、苔黄腻，脉滑细略数，去党参、白术，加太子参、银花、车前草各15克；脾虚寒湿者，症见腹胀肠鸣，泻下稀薄，无肛门灼热感，遇生冷泻下更甚，纳呆，口淡，面色无华，舌淡，苔白润，脉细缓，去黄芩、黄连、白花蛇舌草、苦参，加煨生姜10克，吴茱萸12克，砂仁（后下）、陈皮各9克。对各类患者，除口服汤药之外，如有条件者，配合中药保留灌肠，效果更佳。刘老常用白花蛇舌草、苦参、火炭母各30克，青皮20克，加水600～800毫升，浓煎取汁100～150毫升，待凉（37～38℃）保留灌肠，每日1次。

四、病案举例

例1：赵某，男，55岁，干部，1985年8月15日初诊。患者反复肠鸣泄泻并左下腹隐痛2年多，曾作纤维肠镜检查为慢性非特异性结肠炎，用中西药治疗，症状时轻时重。症见肠鸣泄泻，以餐后及晨起为甚，伴有左下腹胀闷痛，大便后胀闷痛减轻，大便每日3～4次，质溏烂，间有黏液；纳呆，餐后觉腹胀嗳气，口干，舌淡红、苔白略厚，脉弦细重按无力。诊断为泄泻，辨证为肝郁脾虚、气滞湿困，治以理脾舒肝、行气化湿。处方：太子参20克，云茯苓25克，黄芪、白芍、黄芩各15克，柴胡、黄连、枳壳、延胡索各10克，火炭母、车前草各18克，陈皮9克。日1剂，水煎分2次温服。连服7剂，症状明显好转，肠鸣腹胀痛减轻，大便每日早晚各1次。效不更方，再投7剂，肠鸣腹痛泄泻诸症基本消除，嘱其服用成药陈夏六君丸调理善后，巩固疗效。

例2：黄某，女，53岁，工人，住院号53304。1989年4月25日入院。缘患者有慢性泄泻病史1年多，每因饮食不慎复发。1周前参加厂里会餐后，出现少腹胀痛，腹泻，每日5～6次，便质稀烂，间有红褐色，伴见面色萎黄，神疲，纳呆，口干口苦，少腹胀痛痞满，左下腹压痛，舌尖边红、苔薄黄腻，脉弦滑。查大便潜血（＋＋＋），肠镜检查示：慢性非特异性结肠炎，胃镜提示：慢性浅表性胃炎。刘老认为此便血为泄泻之变证，属脾虚湿困，邪滞肠道，久郁化热，灼伤肠络。治以理脾化湿，佐以清热凉血止血。处方：太子参、火炭母各18克，黄芩、槐花、赤芍各15克，陈皮、白术、枳壳各9克，白头翁、黄连、地榆各12克，甘草6克。每日1剂，水煎待凉分2次服。并以白花蛇舌草、生地、石榴皮、苦参各 30 克，水煎取浓汁 150 毫升，加入田七末 9 克拌匀，待凉保留灌肠，每日 1 次。治疗 1 周后，大便每日 2~3 次，潜血（-），腹胀痛等症减轻，胃纳转佳，照原方去黄芩、赤芍、白头翁，加黄芪 18 克，白芍 12 克，茯苓 20 克，治疗调理 2 周，痊愈出院。

（林培政）

慢性肾炎

慢性肾炎是临床上常见病，以水肿、血尿、蛋白尿、高血压以及不同程度的肾功能减退等为主要临床表现，属中医"水肿""虚劳"范畴。刘老对慢性肾炎机理的认识以及辨治具有独到之处，现总结如下，以供同道参考。

一、审病机，关键在脾肾

刘老认为，慢性肾炎一病，是全身气化功能障碍的一种表现，涉及的脏腑较多，其病位虽有肺、脾、肾、三焦之不同，然脾肾虚弱是其病机的关键。脾主运化，脾气虚弱，清阳不升，精微下注是导致蛋白丢失的重要原因；肾藏精，主封藏，五脏六腑之精气皆藏于肾，肾气足则精气内固。慢性肾炎日久，势必耗伤肾气，肾气亏虚，精关不固，易致蛋白精微失守而下泄尿中，产生蛋白尿、血尿。我们在临床上已观察到慢性肾炎病人，多数在病变过程中，出现面色白或萎黄，目胞浮肿，倦怠乏力，纳呆便溏，腰痛、腰膝酸软，舌淡有齿痕，脉沉细或沉迟等脾肾虚的症状，刘老通过调理脾肾而获效。肾虚常在中、后期多见，由于脾虚而后天之本不充，日久及肾；肾为先天之本，肾虚则温煦、滋养失职，必致脾气虚。故两者常相互为患，在各阶段有所侧重，不可截然分开。总之，脾肾虚弱贯穿慢性肾炎的整个过程，掌握这一病机关键，有利于提高疗效。

二、辨证候，须分寒热虚实

慢性肾炎病程日久，常见虚中夹实，实中夹虚，虚实互见，寒热错杂。因正虚易留邪，邪盛易伤正，故证候常呈寒热虚实并见，病势缠绵，证候多变，难以速愈。刘老认为辨证时应善于分清虚实之轻重，寒热之甚微。既强调脾肾虚弱的重要，又十分重视邪气阻滞对该病影响，邪实主要为水湿、湿热、瘀血。慢性肾炎病人常有浮肿、头晕、倦怠、脘痞恶心、纳呆便溏、苔厚浊或滑润、脉沉缓等水湿之象，且水湿常有寒化、热化之势。素体阳气不足者，常从阴化寒而成寒湿之候；素体阳盛者，多从阳化热而成湿热之证，且湿邪郁久易化热，热毒浸淫，湿与热相合，胶结难解，使病难愈。慢性肾炎日久，水病及血，气虚无力，血行不畅，往往导致瘀血内阻。而水湿、湿热内停，血行滞涩而成血瘀之候，临床上常见患者面色灰黯，舌质紫黯，可有瘀斑，脉弦涩等血瘀之象。故在辨证时应分清寒热虚实，方能准确用药。

三、论治法，重在扶正祛邪

对于慢性肾炎的治疗，从其发病机制来看，为本虚标实之证，故刘老对本病的治疗强调标本兼顾，切忌一味扶正或只顾攻邪，以免犯虚虚实实之戒。常在健脾益肾，扶助正气的基础上，辅以泄浊利湿、活血化瘀而取得良好的疗效。其基本方为：黄芪、苡仁各 30 克，益母草 20 克，车前子、海螵蛸、芡实、茯苓、丹参、知母、杜仲各 15 克，泽泻、郁金各 12 克。方中重用黄芪，刘老认为，黄芪不仅能促进、增强免疫功能，而且能利尿，起到扶正祛邪作用；海螵蛸、芡实有收敛固涩蛋白的作用；车前子、苡仁、知母、茯苓、泽泻清热化湿、健脾利湿，使湿无所生，浊从下泄，阻止病情发展；益母草、郁金、丹参活血化瘀，且能改善肾血流量；杜仲用于补肾。

若肾阳虚明显，加熟附子、巴戟、菟丝子等以益肾温阳；肾阴虚明显，则加女贞子、旱莲草、山萸肉以滋养肾阴；湿热明显，则加茵陈、白花蛇舌草、银花、木通、竹叶等以清热利湿；血尿者，则加白茅根、仙鹤草、淡豆豉等以凉血止血。此外，除根据病人的临床表现进行辨证外，还要注意生活节制，饮食调节，才能取得良好疗效。

四、病案举例

郭某，男，20 岁，1993 年 11 月 23 日初诊。主诉：尿少，双下肢轻度浮肿反复发作 5 年，加重 2 个月。患者自1988 年底开始出现尿少，眼睑及双下肢轻度浮肿反复发作，近两个月症状加重。曾服 H.C.T、安体舒通等药，症状未见明显减轻。来诊时症见：面色萎黄，神疲乏力，小便少，贫血貌，双下肢轻度浮肿，纳少，睡眠欠佳，舌淡、苔微黄，脉虚数。尿分析：白细胞 100/微升，红细胞 150/微升，蛋白质 3.0 克/升；血分析：红细胞 2.14×10^{12}/升，血红蛋白 60 克/升，血尿素氮 21 毫摩尔/升。西医诊断为慢性肾炎。中医诊断为水肿。证属脾阳虚弱，治以温中健脾，行气利水，佐以止血。处方：黄芪、太子参、土茯苓各30克，益母草、海螵蛸、芡实、紫珠草、白茅根各20克，车前子、丹参、火麻仁各15克，郁金12克。7剂，每日1剂。

11月30日二诊：药后尿量增多，双下肢已无浮肿，余症亦见好转，舌淡红、苔白，脉虚数。尿分析：白细胞>25/微升，红细胞50/微升，蛋白质0.60克/升；血分析：红细胞2.84×10^{12}/升，血红蛋白74克/升。效不更方，原方去益母草、丹参、紫珠草，加白术12克，茯苓15克，枳壳10克。7剂，每日1剂。前后服药40余剂，诸症悉除，尿分析结果好转。

【按】 本例系因脾阳虚弱所致。由于中阳不足，脾气虚弱，气不化水，致下焦水邪泛滥，故见下肢浮肿；脾失健运，水湿停留，不能下注膀胱，则见尿少；脾阳不振，运化无力，则可见纳少；脾虚则气不华色，阳不卫外，所以面色萎黄，神疲乏力。刘老在治疗上谨守病机，随证治之，重在温中健脾，兼顾利水、止血，标本兼治而获良效。

（史志云）

慢性前列腺炎

慢性前列腺炎是男性泌尿生殖系的常见疾病，可由急性前列腺炎迁延而成，临床上大多数患者往往无急性发病过程。典型症状为尿频，排尿时尿道有烧灼感或尿不尽感，会阴部、下腹部、腹股沟及尿道、睾丸部不适或胀痛，清晨排尿前或大便后尿道口有白色黏性分泌物，常伴有性欲减退、早泄、遗精等。中医学认为本病属"膏淋""劳淋"范畴。

一、湿热蕴结,气滞血瘀为其病机

巢元方《诸病源候论》说:"诸淋者,由肾虚而膀胱热故也。……肾虚则小便数,膀胱热则水下涩,数而且涩,则淋沥不宣。"朱丹溪认为:"大凡小肠有气则小便胀,小肠有血则小便涩,小肠有热则小便痛。"刘老认为:本病病机以湿热蕴结下焦或气滞血瘀为主。湿热之邪,可从外感受,亦可由内而生。如外阴不洁,秽浊之邪上犯膀胱;或饮酒过度,嗜食辛辣厚味,酿成湿热,注于下焦,蕴结膀胱,气化失司,水道不利,发为本病;或因情志失和,肝失疏泄,气郁化火,脉络瘀阻,以至膀胱气化不利,无以分清别浊而发病。

湿热蕴结下焦,症见:小便频数,茎中热痛,或涩滞不爽,尿色黄浊,或尿末、大便后有白色或混浊分泌物从尿道滴出,会阴、睾丸坠胀,舌质红、苔黄腻,脉滑数。气滞血瘀,症见:以会阴、睾丸、少腹部坠胀痛为主,腰酸乏力,尿血或有血精,小便轻度赤涩疼痛,舌红或有瘀斑,苔薄黄,脉弦数。

二、详察证候虚实

本病证候复杂,临床应分清虚实,以利辨证施治。一般来说,病程较短,体质壮实者,多为实证;久病则多虚,往往损伤脾肾。询问病者尿痛与尿频的轻重程度,尿痛、尿频甚者多为湿热邪盛或气滞血瘀,随着湿热之邪的清除和气滞血瘀病理损害的改善,尿频、尿痛也减轻或消失。观察小便色泽对辨别本病的虚实也有一定意义,如小便黄浊,多为湿热蕴结下焦实证；尿血者，多为气滞血瘀；小便清白，多为邪退或正虚。同时要详细询问病者性功能情况，如射精痛，精浊黄混，血精者多为实证；性欲减退或消失、阳痿、遗精、早泄以及不育多属虚证。因此，临床上对本病患者除注意一般望、闻、问、切诊外，还应注意以上特殊症状的观察，以辨别虚实证候，为辨证施治提供有力依据。

三、实则清利，虚则补益

刘老认为，实则清利，虚则补益是治疗本病的基本原则。实证以清利湿热或疏肝理气，活血祛瘀为主。虚证以脾虚为主者，治宜健脾益气；以肾虚为主者，治宜益肾补虚。刘老自拟治疗慢性前列腺炎方（省中医院制成"前列宝"片剂），处方：小茴香3克，川楝子、王不留行、丹参各12克，枳实、木通各10克，车前子、沙参各15克，白花蛇舌草20克，大黄、甘草各6克。

方中用车前子、木通清热利湿通淋；白花蛇舌草、甘草以清热利湿解毒；小茴香、川楝子、枳实以疏肝理气止痛；王不留行、丹参、大黄以活血祛瘀通经，少量大黄有轻泻作用；沙参养阴生津。诸药合用具有清热利湿，疏肝止痛，活血祛瘀之功效。

加减法：若属湿热蕴结，症见高热寒战，尿涩痛或余沥不尽，舌红，苔黄腻，脉弦滑者，加入黄柏、败酱草、山栀子以加强清热解毒利湿之效。若属气滞血瘀，症见少腹、会阴部、尿道等处胀痛，并有茎中刺痛、灼热不适，舌红有瘀点或瘀斑，脉细涩等，加入赤芍、郁金、桃仁、皂角刺以增强疏肝理气、活血祛瘀之力。若属肾阴亏虚，症见形体消瘦，腰膝酸软，或潮热盗汗，手足心热，失眠多梦，性欲减退，会阴部灼热，舌红、少苔，脉细数等，去车前子、木通、白花蛇舌草，加入知母、黄柏、女贞子、旱莲草以滋肾阴，泻肾火。若属脾肾阳虚，症见精神不振，腰膝酸痛乏力，性欲减退，阳痿，滑泄，舌淡胖、苔白，脉虚弱，去木通、白花蛇舌草、沙参，加入金樱子、桑螵蛸、杜仲、狗脊、川续断以温肾壮阳，止涩固精。

四、病案举例

梁某，男，37岁，1993年1月5日初诊。主诉：尿频，排尿不畅1年，症状加重10天。患者有前列腺炎病史1年，近10天尿频、排尿不畅、腰痛，少腹部微痛，大便时有白色液体从尿道排出，量不多，大便结，胃纳尚可，口微干，饮水多，睡眠欠佳，梦多，舌质红、苔黄浊腻，脉滑数。尿分析：白细胞100/微升，红细胞50/微升，余正常。诊断：淋证。证属湿热郁阻下焦，治以清热利湿、健脾化浊。处方：党参、茯苓、车前子、花粉各15克，苍术、竹叶、郁金各10克，黄芩12克，薏苡仁25克，小茴香6克，甘草3克。5剂，每日1剂。

16日二诊：药后诸症减轻，仍觉少腹及会阴部微痛，近2天稍有咳嗽，胃纳、大便正常，舌红、苔黄腻，脉弦细。治以清热利湿通淋，佐以宣肺止咳。处方：王不留行、川楝子、黄芩、茵陈、桔梗、紫菀各12克，枳实、郁金、木通、防风、北杏仁各10克，甘草3克。6剂，日1剂。

23日三诊：尿频，排尿不畅已消失，小便黄，头痛，咽喉不适2天，纳可，大便自调，舌红、苔黄腻，脉弦滑。尿分析正常。处方：菊花、桑叶、夏枯草、黄芩、白芍、连翘、王不留行各12克，甘草3克；车前子、竹茹、生地各

15 克，木通 10 克。5 剂，每日 1 剂。前后服药 20 余剂，诸症悉除，尿分析 3 次均正常。病告痊愈。

【按】 湿热郁阻下焦，气机不利，则见尿频，排尿不畅；湿热郁阻气机，不通则痛，可见少腹或会阴部微痛。故治疗主要以清热利湿，行气通淋为主，湿热得清，气机通畅则诸症可除。

（史志云）

糖 尿 病

糖尿病属中医"消渴"范畴，以多饮、多食、多尿为特点。故历代医家又将其分为上消（口渴多饮为主）、中消（多食善饥为主）、下消（多尿如脂为主），并谓上消治肺、中消治胃、下消治肾。刘老根据临床长期观察，认为"三多"症状往往同时存在，故极推崇《医学心悟》"三消之治，不必专执本经，而滋其化源，则病易痊矣"。认为本病虽与肺、脾（胃）、肾有关，但关键在脾（胃）。脾（胃）为后天之本，生化之源，脾（胃）虚则水谷精微之源竭乏，五脏六腑不得充养。胃阴不足则内热自生，上灼肺金，下烁肾水，肺燥则治节失司，肾水不足则虚火更旺。脾气虚则运化无力，不能化生精微，肾虽为先天之本，亦须后天之源不断化生补充，方不致肾虚而关门失禁小便频多。刘老治本病主张通过补脾养胃为主，滋养化源，往往屡建奇功。具体又分养胃阴为主及补脾气为主两大法则，分述如下。

一、养胃阴以滋化源

刘老认为本病初起多以肺胃阴虚为多，常见口渴引饮，随饮随渴，咽干口燥，易饥多食，形体反瘦，舌红少津、苔黄白而干，脉数。此多由饮食不节，长期恣食肥甘、醇酒厚味，日久酿成内热，消谷耗津，津不上潮则成肺胃阴亏。治疗宜针对病机，滋其化源，增其胃津。津液之源不断，内热自可消退，肺津亦得补充，诸症则可消除。常用花粉、淮山药、五味子、麦冬、生地、太子参、北沙参等。

例1：颜某，女，76岁，1991年7月3日入院，住院号：66567。病者多饮、多尿、多食易饥、进行性消瘦3年余。曾用中、西药物治疗，开始尚能控制症状，但近1月来病情反复，上述症状加重，伴有眩晕，眼朦，手足麻木，大便秘结，心烦，梦多，尿赤，舌淡红而干，脉细略数。空腹血糖12毫摩尔/升。优降糖用至7.5毫克/日仍未能控制。刘老认为本例消渴证属胃津亏虚，拟养胃生津法，处方：葛根、天花粉、生地、麦冬、太子参、玄参、知母各15克，淮山药30克，五味子6克，山萸肉、鸡内金、天麻各10克。水煎分2次服，日1剂，连续调服1月余，优降糖减至5毫克/日，诸症逐渐消失，复查空腹血糖7.78毫摩尔/升，痊愈出院。

【按】本例糖尿病已3年多，初用西药能控制病情，后虽用较大剂量优降糖仍未能控制，空腹血糖甚高，多饮、多食、易饥、消瘦、二便秘、尿赤等胃津耗损、胃火偏亢的症状较突出。阴津不足，失却滋养柔润，故出现眩晕、心悸、眼朦、四肢末端麻木。刘老四诊合参，分析辨证，认为证属胃津亏虚，故拟方以养胃生津为主，以滋化源。方中多为清养胃阴之品，妙在葛根不但能生津止渴，且升胃中清阳之气，使胃阴得以滋养，而胃气又不致壅塞。由于辨证准确，对证下药，又能坚持治疗，故能最后减少西药，且血糖可控制在正常水平。

二、补脾气以生化源

本病后期，脾胃长期负荷过重，久则气损，运化无力，后天之源不足，肾气无以补充，而致关门失禁。常见疲乏肢倦，头晕目眩，纳谷不香，腰酸，夜尿增多，虚浮肿胀。治以补益脾气为主，以生化源。常用黄芪、党参、淮山药、花粉、葛根、玉米须、山萸肉、生地、杜仲等。

例2：郭某，男，49岁，1990年9月3日初诊。病者患糖尿病1年半，始见口渴口干，易饥多食，消瘦，尿多。经久未能控制，久则脾气大伤，化源不足，肾气失充。诊时见疲乏肢倦，纳谷不香，大便时溏，腰酸，夜尿增多，舌淡、苔白，脉弦而细，空腹血糖19.5毫摩尔/升。诊为消渴（脾肾气虚），治以补脾益气为主，以生化源。方用黄芪、淮山药各30克，党参25克，玉米须20克，山萸肉12克，花粉、葛根、杜仲、生地各15克，麦冬10克，甘草3克。坚持治疗3月余，各症消失，空腹血糖降至7.2毫摩尔/升。

【按】本例久病损及脾气，化源不足，肾气失充，故治以补益脾气以生化源，使水谷精微能正常化生、输转、供养全身。刘老认为本病先有胃阴不足的基础，故拟方用药宜特别注意；温燥太过之品乃非所宜，故应在方中配以清养胃阴之品，务使补而不燥，方为合拍，确为经验之谈。

刘老认为，糖尿病是一个比较复杂的疾病，用药方面虽有上述养胃阴为主及益脾气为主的方法，但往往要在益气之中顾及养阴，养阴之中注意益气方不致顾此失彼。刘老据此总结"平消渴方"颇为实用，摘录如下以供同道参考：天花粉、葛根、生地黄、麦冬、太子参各 15 克，淮山药 30 克，五味子 6 克，山萸肉 10 克，甘草 5 克。由于糖尿病并发症较多，故不同情况可作不同加减。若口渴甚者，加玉米须、芦根各 30 克，知母 15 克；若头晕头痛较显著者，加苍耳子、白蒺藜各 12 克，天麻 10 克；若血压高者，加生牡蛎（先煎）30 克，杜仲、怀牛膝各 15 克；若气虚者，加黄芪、党参各 30 克；阴虚者，加玄参 20 克，白芍 15 克；若身痛痒者，加白蒺藜、白鲜皮、银花各 15 克；若身有溃疡者，加黄芪 20 克，当归 12 克，银花 15 克；若周身疼痛者，加黄芪 20 克，秦艽、救必应各 15 克；若纳呆者，加麦芽 15 克，鸡内金 10 克；若胸闷者加郁金 10 克，丹参 12 克。

（钟嘉熙）

中　风

中风又名卒中，其发病急骤，症见多端，变化迅速，轻者偏瘫，重者危及生命，历代医家均视为疑难之症。刘仕昌教授治疗中风，立法明确，用药精当，灵活变通，临床上取得满意疗效。现将其治疗中风的经验介绍如下：

一、活血祛瘀，通腑泄热

活血通腑法是刘老治疗中风急性期常用的方法。刘老认为中风急性期的治疗对提高疗效，改善预后至关重要，主要采用活血通腑法。他认为不论是缺血性中风或是出血性中风都存在血瘀证。当气血失调，血液运行不畅而致血滞经脉，易发为缺血性中风。出血性中风，其原因为离经之血，留于脑部，当暴怒难遏，肝阳鸱张，阳动生风，上冲脑络，络破血溢脉外而成血瘀，称之为"离经之血"。《素问·生气通天论篇》指出："大怒则形气绝，而血菀于上。"《血证论》曰："既是离经之血，虽清血鲜血，亦是瘀血。"中风急性期往往合并有便秘，腹胀或腹痛，舌苔黄燥，甚则起芒刺，脉弦滑等里热实证。究其原因，刘老认为，中风病人气血逆乱，运行不畅，血蓄于内，胃肠气机不畅，糟粕积滞阻于肠道，郁久化热而出现胃肠实热证。故治疗上刘老善用活血通腑法。中医学早有"治风先治血，血行风自灭"，"瘀血不去，则出血不止，新血不生"，"凡治血者，必先以祛瘀为要"等理论，为活血化瘀治法提供了重要依据。而大便的通畅对中风的治疗效果也有很大关系，刘老认为：大便通则病愈过半。故活血化瘀时常配以通腑泻热法，方用桃仁承气汤加减。常用药：毛冬青、丹参、红花、桃仁、鸡血藤、怀牛膝、田三七末、香附、枳实、大黄等。其中毛冬青、田三七、丹参、桃仁具有清热凉血消瘀作用；枳实、香附具有行气通下，调节气机作用；怀牛膝引药下行，并有活血化瘀的作用；丹参、鸡血藤养血和血，并行血中之气；大黄通腑泄热，又可活血止血，起到釜底抽薪，调整机体阴阳平衡的作用。

二、清热涤痰，开窍醒脑

中风，症见眩晕跌仆，语言不利，口舌歪斜，肢瘫，麻木不仁，痰多，苔腻，甚则神志不清，昏迷等。刘老认为此为风阳上升，痰热内盛，风痰阻络，蒙蔽心窍所致。且中风病人由于气道不畅，排痰不利，长期卧床等原因引起痰浊壅盛，更易引发痰蒙心窍，故化痰法为治疗中风之常法。叶天士在《临证指南医案·中风》中指出："风阳上僭，痰火阻窍，神识不清，则有至宝丹芳香宣窍，或以辛凉清上痰火。"刘老常用清热涤痰，开窍醒神的治法。方用温胆汤合菖蒲郁金汤加减。常用药物：石菖蒲、黄芩、郁金、胆南星、竹茹、法半夏、天竺黄、僵蚕等药。对于昏迷病人，加强开窍醒脑，选用"三宝"，早期足量使用可使病人尽快苏醒。现常用醒脑静代替，用醒脑静 20 毫升加 5% 葡萄糖液 250 毫升静脉点滴，每日 1 次，连续多天，见效则减。

三、平肝息风，育阴潜阳

平肝息风，育阴潜阳亦是刘老治疗中风的常用方法。中风病人因肝阳上亢，风火内动，症见眩晕，跌仆，偏瘫，头痛如掣，肢体麻木，筋惕肉𥆧，手足抽搐，痉厥等。《素问·至真要大论》所谓："诸风掉眩，皆属于肝。"刘老多选用羚角钩藤汤加减。常用药：羚羊角粉、天麻、钩藤、生石决明、草决明、怀牛膝、菊花、白蒺藜、桑叶、牡蛎等。中风病人年纪多较大，肝肾亏虚，水不涵木，肝阳偏亢，实属本虚标实。在平肝治标的同时，常配合育阴潜阳柔肝治本，如常配枸杞子、熟地、生地、麦冬、菟丝子、白芍、首乌、杜仲等。

四、祛风化痰，舒筋活络

此法刘老用于中风后期，因中风后期多气虚血瘀，脉络阻塞，习惯上多以补阳还五汤治之，但刘老则多采用滋肾水及祛风通络之法，尤其善用虫类药物，意在借其峻猛之力，以搜剔血脉之瘀滞及风邪。刘老认为，虫类药物善于走窜，其通经达络，远非植物药所及。如地龙具有清热、舒筋活络及降血压的作用，对合并有高血压者效优；蜈蚣、全蝎均有通络止痛、息风止痉的作用，常相须为用，但两者皆有毒，用量宜小，如全蝎一般用3~6克，蜈蚣用2条；水蛭具有破血散瘀，通经脉的作用，有"破瘀血而不伤新血"之称；僵蚕具有化痰散结、祛风止痉的作用，如合并痰浊内阻，选僵蚕尤佳。中风后遗症，治疗棘手，而虫类药在此方面又独具功效。刘老在辨证论治的基础上善用虫类药物往往取得良好疗效，与虫类药物合并使用的祛风通络药物有葛根、秦艽、木瓜、威灵仙、桑枝、豨莶草等。

五、病案举例

王某，女，69岁，1993年10月26日初诊。主诉：左侧肢体偏瘫10天。患者于10月17日突然左侧肢体乏力、麻木而跌倒在地，当时无昏迷、无呕吐、无抽搐及二便失禁等症，休息后略好转，未及治疗。10月22日患者吃午饭时，左侧肢体乏力而碗掉于地，活动障碍，遂来门诊，经中药治疗未见好转，大便3日未解。检查：神清，不能站立，左侧上下肢麻痹，活动障碍，肌力Ⅱ级，强硬，张口嘴向右偏，伸舌略有障碍，舌体震颤，左偏，舌黯红有瘀斑，苔黄腻，脉弦细。西医诊断为脑梗塞。中医诊断为中风（中经络），证属痰瘀阻络型。治以化痰祛瘀通络。处方：毛冬青、白芍、生地各20克，水蛭、石菖蒲、枳壳各12克，地龙、怀牛膝各15克，豨莶草30克，大黄8克（后下），甘草6克。日1剂，3.5碗水煎成1.5碗，分2次温服。

11月8日二诊：患者肢体活动较前进步，近日咳嗽，痰多难咯出，纳差，二便调，舌淡黯、苔白，脉弦。急则治标，以化痰止咳法。处方：紫菀、竹茹、浙贝母、瓜蒌皮、地龙、苏子、白前各 12 克，法半夏、北杏仁各 10 克，毛冬青 20 克，甘草 3 克。煎服法同上。

11 月 16 日三诊：患者咳嗽已止，左侧肢体活动有所进步，纳可，睡眠可，二便调，舌淡黯、苔白，脉弦，仍以初诊方去地龙、大黄，加益智仁 10 克，7 剂。

11 月 23 日四诊：病情稳定，肌力增加，由 II 级增加到 IV 级；已能扶持行走，舌瘀黯、苔白，脉弦。在上方基础上加减调治月余出院后门诊调治。

【按】 本例中风由痰瘀阻络所致，整个治疗过程均以活血化瘀，涤痰通络为主，其间出现痰多、咳嗽时，则以化痰止咳治其标，后仍守原法治疗，诸症恢复较快。

中风病情复杂多变，刘老在辨治中风时，往往根据患者具体情况，各种治法结合施治。如早期多使用活血通腑、化痰开窍，平肝息风的治法；后期多用补益肝肾、祛风通络的治法，疗效甚佳。如病情危重，应及早采用中西医结合治疗抢救，以免延误病情。

（刘亚敏）

痹　证

痹证，临床以肢体关节肌肉疼痛、酸楚、麻木、屈伸不利或关节肿胀红热为主要表现，风湿性关节炎、类风湿性关节炎、痛风性关节炎等常可见到上述证候。经云"风寒湿三气杂至，合而为痹也"，大多着眼于外感六淫致病辨治痹证

为主。刘仕昌教授注重从岭南气候、人群体质及痹证的临床
表现入手，突出驱风祛湿为治，多获良效。

一、风淫湿滞，痹证所因

刘老认为，痹证所因，多是风淫湿滞于肌肉关节筋脉，
气血运行不畅而发病。岭南地域湿盛多风，风淫湿滞致痹
尤为突出，如《叶选医衡》所引杜铜锋之论"大抵湿之为
病……兼于风，则为风湿……入皮肤，则为顽痹……入肝，
则胁满而四节不利；入肾，则腰痛胯痛，身如板夹，胁如沙
坠；入腑，则麻木不仁；入脏，则肢体强直；注于关节，或
肿或疼；流于经络，难屈难伸；滞于脉，则为脚气等疾"。
说明风淫湿滞为病，其症状表现复杂多样，有麻痹不仁、肿
胀疼痛、重坠强直等；病变部位可及皮肤、经络、关节、肝
肾脏腑等。虽然《素问·痹证》指出："风寒湿三气杂至，
合而为痹也。其风气胜者为行痹，寒气胜者为痛痹，湿气胜
者为着痹也。"一般临床辨证治疗也分为行痹、痛痹、着痹、
尪痹四种，但究其根本原因乃风淫湿滞为主。其行痹、痛
痹、着痹、尪痹则是症状由麻痹至肿痛，活动不利，关节僵
硬变形，逐渐加重；病位由皮肤、经络到肝肾脏腑而日渐深
入导致的结果。痹证之偏寒偏热，乃风淫湿滞之邪，随人体
气血阴阳盛衰变化所致。

二、气血盛衰，寒热所偏

刘老强调风淫湿滞是痹证发生的主要外因，而邪闭于经
络皮肤，其复杂的病机演变，又与体质之偏阴偏阳，气血
之盛衰，出现痹证偏寒偏热有着密切关系。风为阳邪，其
性善行数变；湿为阴邪，其性重着黏滞。风淫湿滞侵袭机

体，若其素体阳气虚者，内外湿邪相引，阳气闭阻，气血运行不畅，而成痹证偏寒；其素体阴血不足，常蕴内热，偏于阳亢，风淫侵袭，两阳相煽，气血瘀滞，而成痹证偏热。当然，风淫湿滞侵袭筋脉骨节，也常可影响局部水液之运行，久而久之，水液停滞，酿成痰浊，留注骨节、筋脉或肌肉之中，致使关节或某局部肿胀、疼痛、或发红发热，或僵硬变形，而成着痹。另外，肝藏血主筋，肾藏精主骨，风淫湿滞，筋脉骨节失养，气血不畅，也多与肝肾有关，尤其是病变日久，而成尪痹者，更是不容忽视的因素。因此，风淫湿滞是痹证发生的外因，而邪气内袭致病，临床证候复杂多样，有偏寒偏热，也有实证虚证；有小关节病变，也有大关节病变；有上肢颈项，也有下肢腰腿。究其演变的关键，在于风淫湿滞侵袭之后，随人体阴阳气血之盛衰，脏腑机能之强弱，而变化偏着，发生病变。

三、驱风除湿，逐邪为主

刘老在治疗痹证时，往往注重风淫湿滞之所因，以驱风祛湿为基本大法，遣方用药，取得较好疗效。基本方：秦艽15克，独活、防风、牛膝、木瓜、威灵仙各12克，生苡仁30克，茯苓25克。每日1剂，清水4碗煎至1.5碗，分2次温服。连服5～7剂为1疗程，一般治疗4～6个疗程。方中秦艽、威灵仙、独活驱风祛湿，舒筋通络而止痹痛，是主要药物。尤其是秦艽质润不燥，善走四肢，是刘老治痹必用之品，配以威灵仙善行上肢、经络之表，独活善行下肢而通络止痛，诸痹适用。茯苓、生苡仁性味甘淡，两药为伍，利水渗湿，驱除留注关节、肌肉之痰湿，以除肿胀痹痛；防风解表祛风，除湿止痛，以助秦艽、威灵仙、独活驱风之力，以止游走不定之痹痛；木瓜舒筋活络，牛膝强筋骨、利关节，且活血通络，配合诸药，可除入络之风湿邪气，畅通经络，调和气血而通痹止痛。

若痹证偏于寒者，症见关节肌肉麻木重着、无红无热、口淡、苔白、脉弦紧，可在方中加入羌活10克，桂枝9克，蚕砂、姜黄各12克。痹证偏于热者，症见关节肌肉红肿热痛、口苦口干、大便干结、小便黄，脉滑数或弦数，可加知母、老桑枝各15克，银花藤30克，石膏18克。诸痹证兼气血不足者，口中和、舌淡、脉弦细或细弱，可加黄芪、鸡血藤各30克，当归12克，川芎10克。诸痹证疼痛较甚者，加海桐皮30克，豨莶草15克，宽筋藤、络石藤、海风藤各18克。若痹证经久不愈，风湿之邪深入经隧骨骱而痹者，必借"虫蚁搜剔"经隧，方可止痛奏效，可在方中加入乌梢蛇15克，穿山甲12克，蛤蟆9克，地龙18克。对各类痹证患者，除口服汤药之外，刘老常嘱患者用瑞草油涂搽痹痛的关节局部皮肤，每日2~3次，每次涂上油剂后用手摩擦局部皮肤10~15分钟，止痛效果较佳，配合内服药治疗，可明显提高疗效。另外，还可以使用外敷双柏散水蜜制剂（广州中医药大学一附院制剂，以大黄、黄柏、侧柏叶等杵末为散，加蜜糖，温开水调匀，外敷患处），治疗关节红肿热痛明显者，具有较好的消肿止痛作用。

四、病案举例

例1：周某，男，56岁，农民，住院号79525，1993年8月7日入院。缘患者3年前出现双踝关节及双腕关节肿痛反复发作，每因天气骤变寒热或台风多雨季节症状加重。1周前外出遭雨淋后，出现发热，伴双踝、双腕关节痛甚，局

部红肿，并见双膝关节肿痛，行走困难而入院治疗。查患者
痛苦面容，发热（体温 37.8℃），不恶寒，双腕、双膝关节
及双踝关节稍肿大，双膝关节局部皮肤略红，不能下地行
走，口干，纳尚可，大便干结，舌红、苔薄黄腻，脉弦滑
数。X 线摄片提示双腕、双膝、双踝关节符合类风湿炎症改
变，血沉 66 毫米／小时，抗"O"阴性，类风湿因子阳性。
诊断为痹证，属风湿热痹，治以驱风祛湿、清热通络。处
方：秦艽 18 克，威灵仙、知母各 15 克，独活、木瓜、蜈蚣
各 12 克，生苡仁 25 克，牛膝 10 克，土茯苓、银花藤各 30
克，老桑枝、石膏（先煎）各 20 克。每日 1 剂，水煎分 2 次
温服。同时，以双柏散水蜜温敷患处关节，每天 1 次，每次
4～6 小时。治疗 7 天后，发热已退，关节疼痛减轻，双膝关
节红肿消失。效不更方，照前方法再用 2 周，关节疼痛基本
消失，可以下地行走，唯晨起膝、踝、腕觉活动欠灵活，二
便稠，舌淡红、苔薄白，脉弦滑。复查血沉 28 毫米／1 小时。
依前方去石膏、知母，加黄芪 18 克，乌梢蛇 15 克，治疗调
理 2 周后出院，嘱门诊复查巩固治疗。

例 2：罗某，女，28 岁，酒店职员，1989 年 3 月 6 日
初诊。患者反复膝关节肿痛发作 7 年，多在受寒后痛甚，时
左时右发作不定，发作时服用消炎痛等可缓解，但曾有十二
指肠溃疡并出血病史，故停西药而求中医治疗。症见左膝关
节疼痛微肿，皮色不变，但按久之有热感，行走时及夜间痛
甚，口干，纳呆，寐差，大便清烂，舌淡胖、苔薄白润，脉
弦细滑、重按无力。诊断为痹证，属气虚风湿痹，治以益
气和血、驱风祛湿。处方：黄芪 30 克，当归、独活、防风
各 12 克，鸡血藤、茯苓各 20 克，秦艽、桑寄生、乌梢蛇各
15 克，木瓜 18 克，牛膝、威灵仙各 10 克。每日 1 剂，水

煎分 2 次温服，连服 5 剂，并配以瑞草油外搽双膝关节，每日 2~3 次。左膝关节疼痛消失，右膝关节也未有疼痛发作，但觉行走时膝关节酸软乏力，依前方去防风，加白芍 15 克，枸杞子 12 克，再服 7 剂，巩固疗效。后患者每月复诊 1 次，守上方取药 7 剂，随访半年，未见关节疼痛发作。

（林培政）

头　痛

头痛是临床最常见的症状之一，多种疾病均可引起头痛的发作。导师刘仕昌教授行医 60 余载，对该病症的病因病机认识及辨证治疗用药独具特色，临床效果突出，现将刘老治疗头痛的经验总结如下，以飨读者。

一、病因病机

头为"诸阳之会""清阳之府"，五脏气血精华，六腑清阳之气，皆上注于头。若外无非时之感，内而气血充盈，阴阳升降如常，则无头痛之疾发作。若六淫时邪外袭，上犯清空，或气虚清阳不升，血虚经脉失养，或肾阴不足，肝阳偏亢或情志忧郁，郁而化火均可致头痛。在导致头痛的诸多因素中，刘老认为外以风邪侵袭，内以厥阴肝经失调最为常见。所谓"伤于风者，上先受之"，"巅高之上，惟风可到"，又因风为百病之长，多夹寒邪、热邪上扰清空，或夹湿邪，蒙蔽清阳而为头痛。岭南地区因其独特的地理气候特点，炎热潮湿多雨，而多见风热、暑湿病邪为患。另外，头为诸阳之会，厥阴肝脉会于巅顶，故厥阴风木上冒、或兼内风扰动清空，是导致头痛发生的另一主要原因。

二、辨证用药特色

刘老认为临床常见头痛的证型分类，不外外邪侵袭、肝阳上亢、气血亏虚等几种类型。

因外邪侵袭所致头痛，常伴有外邪束表症状，无论风寒、风热、暑湿之邪袭表，初起除头痛症外，必兼有恶风、发热、鼻塞、流清涕等症。此外夹寒者恶寒，夹湿者头重肢倦，夹热者心烦口干，暑湿秽浊阻滞弥漫三焦者尚可见头痛如裂、项强、喷射状呕吐等重症。

因于厥阴肝经风阳上扰所致头痛，有偏虚偏实之分。偏实者，肝用有余，风阳循经上扰清空，常见头痛眩晕，伴有面红口苦、心烦易怒、脉弦等肝火偏亢之象；偏虚者，肝肾阴亏，水不涵木，虚阳上扰而致头痛，伴耳鸣腰酸，脉弦细带数。

因于气血亏虚清阳不升，脑髓失养而致头痛，伴见头痛而晕、遇劳加剧、易于疲劳、纳差、脉细弱。其他尚有因瘀血、痰阻而致头痛的情况。

在治疗用药上，刘老善用风药，以其轻清辛散，祛风散邪，因为"巅高之上，惟风可到"。常用苍耳子、菊花、白蒺藜3味药搭配应用。此3味药均入肝、肺二经，苍耳子具有散风通窍、祛风湿止痛的作用，《本草蒙筌》云该药"止头痛善通顶门"，《本草备要》云其"善发汗，散风湿，上通脑顶，下行足膝，外达皮肤，治头痛、齿痛、鼻渊"；菊花具有疏风清热功效，《本经》云："主诸风头眩、肿痛"，《药性论》云："能治热头风旋倒地，脑骨疼痛，身上诸风令消散"；白蒺藜能平肝疏肝，祛风宣散肝经风邪，《本经逢原》云此"为治风明目要药，风入少阴、厥阴经者为向导"，《别录》云："主身体风痒、头痛。"刘老以此3药为伍，疏散内外风邪，用于外感头痛，固为正用，用于内伤头痛，亦假引经，散风止痛。对于外感风寒头痛者，配合防风、白芷、秦艽疏风散寒；风热头痛者，配防风、连翘、黄芩、青蒿疏风清热；夹湿者配以藿香、滑石、苡仁化湿利湿；对于肝阳上亢头痛者，配以钩藤、石决明、草决明、白芍、天麻、怀牛膝等平肝潜阳；肝肾阴亏者加生地、枸杞子等滋水涵木；气血亏虚体弱者，配以太子参、党参、黄芪、当归等平补气血；夹瘀者加丹参、全蝎、水蛭以活血通窍；夹痰者加竹茹、法半夏、胆星等涤痰开窍。

三、病案举例

例1：潘某，男，42岁，1991年10月10日初诊。主诉：头顶痛2年余。患者头顶痛，耳鼻喉均有痛感，头痛时有恶风感，睡眠差，胃纳尚可，二便尚调，曾于当地医院用中西药（具体药物不详）治疗，未见明显好转，遂求诊于刘老。查患者神疲、咽红，扁桃体不大，舌红、苔薄黄，脉细而弦；化验检查及脑电图未见异常。刘老认为病初乃感受风邪所致，风邪上扰清空，故头痛，兼见耳鼻喉均痛。但因治疗失当，不仅风邪未除，久病又伤及气阴，阴虚阳亢，心火上炎，肝阳上亢引动内风，故头痛经久不愈，睡眠差且兼见平素易怒、情绪不宁。西医诊断为血管神经性头痛。中医诊断为头痛（内外风动兼阴虚火旺）。治以祛风止痛，滋阴降火。处方：苍耳子、白蒺藜、菊花各12克，太子参20克，天麻、防风各10克，白芷6克，花粉、怀牛膝、生地、板蓝根各15克，甘草3克。5剂，日1剂。每剂加水1500毫升，煎30分钟，取汁350毫升，分2次服。

10月16日二诊：服前方后患者头痛明显减轻，睡眠好转，仍有颈痛，舌红、苔薄白，脉细，效不更方，仍按上方，甘草加至6克，5剂。

10月22日三诊：患者无头痛，睡眠佳，仅肩背部间有酸楚不适感，舌脉未见异常。此乃风邪尚未尽除，故在上方基础上去花粉、牛膝，加葛根15克，桑叶12克。每日1剂，调理善后1周痊愈。

例2：陈某，男，76岁，1989年4月3日初诊。主诉：头痛头晕，心悸失眠3年。患者有高血压10余年，长期服用利血平、降压素等降压药治疗，病情初时稳定，近3年来经常头痛头晕，胸闷心悸，情绪不稳，常抑郁或易怒，胁痛，双下肢轻度浮肿，虚胖体形，舌暗红、苔微黄浊，脉弦滑。查血压30.5/14.5kPa。西医诊断为高血压病。中医诊断为头痛，乃肝阳上亢，肝风内动夹有痰浊阻滞。治以平肝潜阳，化痰降浊。处方：苍耳子、白蒺藜、菊花、竹茹、钩藤各12克，石决明20克，枳实、天麻、法半夏各10克，陈皮6克，怀牛膝、云茯苓各15克。7剂，日1剂，水煎分2次服。

4月10日二诊：患者头痛头晕减轻，仍失眠心悸，双下肢略肿，舌暗红、苔微黄浊，脉滑。此乃痰浊未化，继服上方去钩藤，加合欢皮12克，日1剂，以此方调治，其间失眠尚加夜交藤、柏子仁、酸枣仁（炒）等，共治50余天，诸症基本消除，血压下降为21/12kPa。

（赵会芳）

失　眠

　　失眠是指经常不容易入睡，或睡而易醒，醒后难于再入睡，有的甚至整夜不眠，给患者造成极大的精神痛苦，严重影响工作和生活。刘老认为失眠多因精神过度紧张，思虑过度，耗损心脾；或久病耗阴伤精；或因饮食不节，痰湿阻滞，气机失畅等所致。治疗须针对病因，辨证论治方能见效，常将失眠分如下类型辨治。

一、心脾两虚

　　常见于老年衰弱、贫血、久病恢复期等，症见失眠早醒，饮食减少，疲倦乏力，面色萎黄，心悸，唇舌淡白，脉细弱。治宜益气补血、养心安神，常用归脾汤加减。常用药：党参、远志、龙眼肉、茯苓、大枣、当归、柏子仁、五味子等。若胸闷、苔腻，加木香；便溏，加白术；心悸甚者，加磁石、丹参。
　　例1：林某，男，52岁，1991年10月13日初诊。患胃脘痛20余年，近年来失眠，自诉每天最多睡4小时，有时整夜不能入睡，白天疲乏无力，纳呆，消瘦，舌黯淡、苔白腻，脉弦细。辨为心脾两虚，投以归脾汤加减。处方：党参、茯苓、丹参各15克，远志、当归、木香（后下）各6克，大枣、柏子仁、白术、合欢皮各12克，甘草3克。4剂，每日1剂，水煎成1碗，每天睡前1小时温服。

17日二诊：药后睡眠略有好转，每夜基本能睡4小时，精神好转，胃纳仍欠佳。上方加淮山药、黄芪各15克，再进4剂。

22日三诊：已能睡6小时，精神好，胃纳佳。仍以原方加减调治1个月而愈。

【按】 此例患胃病20余年，脾胃素虚，化生不足，心失所养而致失眠，故以归脾汤加减养血宁心，益气健脾，药证相符，故效果明显。

二、痰浊阻滞

平素嗜酒厚味，酿成痰浊，阻滞气机，多见于中老年患者，血脂高、动脉硬化者。症见失眠多梦，头目眩晕，胸闷，痰多，舌苔腻，脉滑等。治宜除痰化浊，方用温胆汤加减。常用药：法半夏、陈皮、茯苓、枳实、竹茹、远志、酸枣仁、柏子仁、丹参、夜交藤等。痰多，加胆南星、浙贝母；头痛，加白蒺藜、苍耳子。

例2：李某，男，46岁，干部，1991年3月15日初诊。患者因工作繁忙，又常饮酒厚味，酿成痰浊中阻。症见失眠梦多，白天疲乏眩晕，咳嗽痰多，胸闷，舌质黯红、苔腻，脉弦。治以除痰化浊，用温胆汤加减。处方：法半夏、浙贝母、黄芩、竹茹、白蒺藜、酸枣仁各12克，丹参、茯苓、夜交藤各15克，陈皮、远志各6克，甘草3克。4剂，日1剂，水煎服。

19日二诊：咳嗽减少，痰易咳出，自觉睡眠好转，续服上方4剂。

23日三诊：咳嗽消失，头痛减轻，睡眠明显好转，精神转佳，仍予上方调治1月而愈。

【按】　烟酒无度，皆为痰浊内生之因。痰浊内阻，故见咳嗽痰多，胸闷，苔腻，脉弦；痰浊阻滞，清气不升，扰动心神，气机逆乱，故见头目眩晕、失眠梦多。治疗能抓住病因，除痰化浊，又能坚持治疗，故能获效。

三、肝气郁结

此型女性多见，尤其是更年期女性，气血易逆乱，肝气易郁结。症见失眠梦多，头目眩晕，胸胁胀痛，口苦纳呆，或见月经失调，脉弦细等。治宜舒肝解郁、养血宁心，方用逍遥散加减。常用药：柴胡、当归、丹参、白芍、茯苓、酸枣仁、柏子仁、合欢花、夜交藤等。午后低热、心烦、舌红者加丹皮、山栀子；胁痛，加郁金；月经不调，加益母草。

例3：陈某，女，49岁，干部，1992年6月24日初诊。患者近半年来月经不调，或前或后，或多或少，烦躁不安，失眠心悸，头目眩晕，口苦纳呆，两胁胀痛，舌黯红、苔黄白相兼，脉弦细。此为肝气郁结、气滞血瘀所致，方用逍遥散加减。处方：柴胡、山栀子各10克，当归、素馨花（后下）各6克，丹参、白芍、茯苓、酸枣仁、柏子仁、夜交藤各15克，郁金12克，甘草6克。4剂，水煎服。

28日二诊：心情转好，胃纳转佳，口苦消失，但仍失眠心悸，眩晕胁胀，舌脉同前。上方去山栀子，加磁石（先煎）30克。再进4剂。

7月2日三诊：睡眠较前好转，继续上方加减调治3个月而愈。

【按】　本例患者年届更年期，精气渐亏，血气失畅，肝气不舒，心神不宁。故以舒肝理气、调养气血、宁心安神之剂治之而愈。

四、阴虚火旺

多见于老年阴精亏虚，或一些慢性病消耗性疾病，如甲状腺机能亢进、高血压、兴奋型神经官能症、某些传染病恢复期等患者。症见失眠多梦，五心烦热，舌红少苔，脉弦细或细数。治宜滋阴降火、宁心安神，方用酸枣仁汤合黄连阿胶汤加减。常用药：酸枣仁、知母、茯苓、黄连、阿胶、麦冬、夜交藤、柏子仁、珍珠母、丹皮等。低热者，加地骨皮、白薇、生地等；汗多，加浮小麦、生牡蛎等。

例4：李某，男，65岁，工人，1992年6月4日初诊。患者有高血压病、动脉硬化病史多年，近年来渐觉睡眠日差，眩晕，五心烦热，口渴咽干，腰酸神倦，口腔溃疡反复难愈，舌红少苔，脉弦细数。证属阴虚火旺，治宜滋阴降火、宁心安神，方用酸枣仁汤合黄连阿胶汤加减。处方：酸枣仁、生地黄、柏子仁、麦冬、茯苓各15克，知母、花粉、山萸肉各12克，珍珠母30克，川黄连、五味子、甘草各6克。4剂，日1剂，水煎成1.5碗，分2次服。

9日二诊：口腔溃疡好转，仍口干烦热，睡眠不佳，腰酸神倦，脉舌如前。上方去川黄连，加夜交藤20克，再进4剂。

14日三诊：诸症大减，继上方调治2周而愈。

【按】 患者年老体衰，又患高血压、动脉硬化多年，阴精亏虚，虚火上炎，故见失眠、眩晕、五心烦热；肾水不能上济心火，心火独亢于上，故见口渴咽干，口糜舌烂，久不愈合。故以滋阴降火，宁心安神治之痊愈。

（钟嘉熙）

温病神昏谵语

神昏谵语指神志昏迷，谵妄躁扰，胡言乱语，是病邪侵扰心包所出现的严重证候表现。温病过程中出现神昏谵语，提示病情严重，如不及时抢救，后果堪虞。

一、病因病理

各种温邪侵犯人体，在严重阶段都可出现神昏谵语，但不同的温邪，不同的阶段，又有不同的特点。如湿热性质的病邪容易酿痰蒙蔽心包；温热性质的病邪，邪热炽盛可内扰心包；若邪热极盛，则可内闭心窍；最后亦可因邪势过盛，正气不支，而出现阴竭阳脱；心气涣散，而出现昏愦不语；此外瘀热互结，瘀热上冲亦可扰乱心神。临床上各种严重的病毒、细菌及其他致病因子所致的疾病如流行性乙型脑炎、流行性脑脊髓膜炎、病毒性脑炎、中毒性肺炎、中毒性细菌性疾病、脑型疟疾等许多疾病都可出现本症。

神昏谵语是脑功能（主要是大脑皮层和皮层下网状结构）发生高度抑制的病理状态，临床上表现为意识障碍，随意运动丧失，对外界刺激不起反应或出现病态的反射活动。根据觉醒障碍的程度，临床分为：①嗜睡。主要表现为病理性睡眠过多，但能被各种刺激唤醒，并有适当的运动和言语反应，但刺激停止后又复入睡。②昏睡。不能自动醒转，在持续强烈刺激下能睁眼、呻吟、躲避，可作简短而模糊的应答。③浅昏迷。仅对剧痛刺激稍有防御性反应，各种生理反射存在，其中有的则减弱。④深昏迷。对各种刺激均无反应，所有反射完全消失，可出现生命体征的不同程度障碍。意识障碍则常见：①意识混浊。表现为注意力涣散，感知迟钝，对刺激的反应不及时、不确切、定向不全。②精神错乱。为严重的混浊状态，并有思维错杂、反应混乱、胡言乱语、兴奋躁动。③谵妄状态。除精神错乱外，伴有大量错觉、幻觉，具有鲜明生动的内容，常为恐怖性质。以觉醒障碍为主的中医称为"神昏"或"昏愦"；以意识障碍为主者称作"谵语"。合而称作"神昏谵语"，简称"昏谵"。

二、辨证施治

（一）热闭心包

【证候】 昏愦不醒，呼之不应，甚至对外界刺激全无反应，并见身热，呼吸气粗，瞳神无光，反应迟钝，舌蹇，肢厥，舌质红绛鲜泽或绛而起刺，舌苔黄燥或焦黑，脉滑数或滑数有力。

【分析】 本证多见于温热性质的温病或湿热化火侵入心营，内陷心包，闭阻心窍，神机失灵，故见神昏甚至昏愦不醒；热势鸱张上迫，故呼吸气粗；清窍闭塞，神机失灵，故见瞳神无光，反应迟钝，舌蹇而语言不清；热势极盛，闭遏于内，阳气不达，故见四肢厥冷，为热深厥深之象；舌绛，苔黄燥或焦黑，脉洪滑数而有力，为热毒内盛之症。

【治法】 清解热毒，清心开窍

【方药】 安宫牛黄丸合加味清宫汤。

安宫牛黄丸现市售有成药，具清热解毒，豁痰开窍，息风止痉之效。大人每服 1/2～1 丸，1 天 2～3 次，小儿酌减。现已用醒脑静代，可静脉用药。

88

加味清宫汤

玄参 12 克，莲子心 3 克，竹叶卷心 6 克，连翘 12 克，水牛角 30 克（先煎），麦冬 12 克，知母 10 克，金银花 12 克，竹茹 12 克。

方中取水牛角清心热，玄参、莲子心、麦冬、知母清心滋液；竹叶卷心、连翘、金银花泄热解毒；竹茹清化痰热。配合醒脑静使热毒清解，清窍得开。

（二）热入营血，内扰心神

【证候】 身热，心烦，甚则躁扰、谵语，肌肤外现斑疹，或见吐血、衄血、便血，舌绛脉数。

【分析】 本证主要见于热邪进入营血分，内扰心神。心主血、藏神，心气与营气相通，热入营血，则易内扰心神，故见身热，心烦躁扰，甚至昏狂谵语；邪热极盛，迫血妄行，故肌肤发斑，吐血、衄血、便血；舌质深绛，脉数均为营血分热盛之象。

【治法】 清营凉血，清心开窍

【方药】 清营汤合犀角地黄汤加减，并服安宫牛黄丸。

水牛角 30 克（先煎），生地 15 克，玄参 12 克，竹叶心 6 克，麦冬 9 克，金银花 12 克，连翘 12 克，郁金 10 克，丹参 10 克，黄连 6 克。

方中水牛角清泄心营热毒，黄连清热解毒，玄参、生地、麦冬清热养阴；竹叶、金银花、郁金、连翘清透泄热，丹参凉营化瘀、除烦安神，共奏清营泄热、解毒养阴之效，更加安宫牛黄丸而达清心开窍的作用。若出血者，可酌加侧柏叶、白茅根、旱莲草、紫珠草等凉血止血药。

（三）湿热酿痰，蒙蔽心包

【证候】 身热不退，意识模糊，时清时昧，甚则嗜睡等，喉间痰鸣，舌苔黄腻而浊，脉滑数。

【分析】 本证多见于湿热性质的温病。湿热内蕴，痰浊聚生，内蒙清窍，神机失灵，故见身热不退、意识模糊、时清时昧，甚至嗜睡等表现；喉间痰鸣，舌苔黄浊，脉滑数等为痰热之象。

【治法】 清热祛湿，豁痰开窍

【方药】 菖蒲郁金汤加减

石菖蒲 6 克，郁金 6 克，山栀 6 克，连翘 12 克，菊花 6 克，滑石 30 克，淡竹叶 12 克，丹皮 6 克，牛蒡子 10 克，竹茹 10 克。

本方用石菖蒲、郁金芳香宣窍，合以山栀、连翘、菊花、丹皮、牛蒡子、竹叶清泄热邪；滑石分利湿热，竹茹清化痰热，共奏清热化浊、豁痰开闭之效。

若神蒙较深者，可加用至宝丹或猴枣散（均有成药）。

（四）热结胃肠，腑气上冲，内扰心神

【证候】 日晡潮热，谵语，大便秘结或纯利稀水恶臭，腹胀满硬痛，苔黄而燥，甚则灰黑焦燥，脉沉有力。

【分析】 本证多见于温病气分阶段。邪热内传，与胃肠糟粕相结所致。日晡为申酉之时，乃阳明气旺之时，邪入阳明，与当旺之阳明气相争，正邪相搏，故见日晡潮热。里热熏蒸，腑气上冲，内扰心神，则见谵语。邪热与胃肠糟粕相结，故大便秘结，或因肠中燥屎内结而肠内邪热熏蒸，粪水从梗阻的粪块旁侧渗下，故下利稀水，即所谓"热结旁流"，其所下必恶臭不堪。腑气不通，气血壅滞，故腹胀硬痛。舌苔黄燥或灰黑焦燥，为燥热秽浊之气上蒸之象。脉沉实有力为里结气滞之征。

【治法】 通腑泄热

【方药】 大承气汤加减

大黄9克（后下），芒硝15克，枳实10克，川厚朴6克，火麻仁9克，黄芩9克，邪热随燥屎而解。若神昏谵语者合用安宫牛黄丸

（五）热与血结，瘀热上攻，心神受扰

【证候】 发热夜甚，少腹坚满，按之疼痛，神志如狂，或清或乱，口干但漱水而不欲咽，小便自利，大便色黑，舌质紫绛而暗，或有瘀斑，脉沉实或涩。

【分析】 本证多见于温病邪入血分，热灼血瘀，瘀热相搏，停蓄下焦之候。热入血分，夜晚邪正交争较剧，故夜热较甚；热灼血瘀，瘀热互结，停蓄下焦，故少腹坚满、按之疼痛、大便色黑；小便自利是瘀热不在膀胱之症。心主血，藏神，邪入血分，瘀热上扰心神，故神志如狂，或清或乱。邪热入里，津伤失润，故口干。但邪热在血分，瘀热相结，故虽口干而漱水不欲咽。舌质紫绛而暗，或有瘀斑，脉沉实或沉涩为热与血结，下焦蓄血之症。

【治法】 攻下泄热，活血逐瘀

【方药】 桃仁承气汤加减

大黄15克，芒硝6克，桃仁10克，当归6克，芍药10克，牡丹皮10克，郁金10克，丹参12克。水8杯，煮取3杯，先服1杯，得下止后服，不知再服。

方中大黄苦寒，凉血化瘀，攻下热结；芒硝咸寒，润燥软坚攻下。二药配合，攻逐瘀结荡涤邪热，导瘀热下行。桃仁、丹皮活血逐瘀，兼能凉血；当归、芍药养血和营，并能活血；郁金、丹参通利气血。诸药配合，攻下泄热，活血逐瘀，使瘀热得清，蓄血得除，是治疗下焦蓄血证的主要方剂。若昏谵者，牛黄丸亦可酌用。

【病例】 杨某，男，31岁，住院号：492550。

发热9天，神志不清，反复抽搐6天，于1989年8月28日入某医院，确诊为"病毒性脑炎"。经西医气管切开、人工呼吸机维持呼吸、抗感染、神经营养药等治疗，仍昏迷不醒、发热不退、时时抽搐。遂于9月11日邀刘老会诊。

诊时见身热不退，昏愦不语，舌蹇，张口不能，痰多，汗多，舌边尖红，苔黄白厚，脉弦滑数，重按略虚。诊为暑温兼湿，邪闭心包。治以解暑清热，豁痰开窍。处方：①安宫牛黄丸，早晚各服1丸。②生石膏（先煎）30克，石菖蒲、川贝母、胆南星各10克，竺黄精、知母、连翘、瓜蒌皮各12克，大青叶、太子参各20克，花粉、板蓝根各15克。1日1剂，水4碗，煎成1碗分次服用，不能进食可用鼻饲。

经服药多天，9月21日第三次再诊时，患者神志已清醒，对答尚可，热亦退，二便调，但汗多，舌边尖红、苔黄白，脉数，重按稍虚。病情大有转机，治宜清涤余邪，益气生津。处方：①西洋参10克（炖服）。②太子参、板蓝根、连翘、花粉各15克，瓜蒌皮、扁豆花各12克，川贝母6克，糯稻根30克，甘草3克。日1剂，煎服，如此加减调理月余而愈。

【按】 本例病情危重，以解毒清热，豁痰开窍为主，重用安宫牛黄丸，对病人苏醒、止痉起到很好的作用。现代研究以安宫牛黄丸能兴奋大脑皮层，减轻脑水肿，促进脑细胞的功能恢复而达到苏醒、止痉的作用。

（刘仕昌 钟嘉熙）

温病斑疹

刘仕昌教授在长期临床实践中，对温病斑疹论治，积累了丰富的经验，现介绍如下。

一、肺胃热盛是斑疹形成原因

刘老认为斑疹虽均出现于肌肤表面，但其形态有所区别，成因亦有所不同。斑，刚出时多为红色，消退时转成褐色或棕黄色，不高出皮肤，形态、大小不一，常相互融合，按之退色；疹，色如蔷薇或玫瑰，稍隆起，针帽大小，不相融合，压之褪色。章虚谷说："热闭营中，故多成斑疹，斑从肌肉而出属胃，疹从血络而出属肺。"陆子贤说："斑为阳明热毒，疹为太阴风热。"脾与胃互为表里，脾主肌肉，热郁阳明，胃热炽盛，内迫营血，从肌肉外渍而成斑；肺主皮毛，邪热郁肺，内窜营分，从血络（皮毛）而出则成疹。斑疹成因其病变部位在肺胃，以胃热炽盛或邪热郁肺为主因。但斑则内迫营血，多属营血两燔；疹则内窜营分，多为气营同病。现代医学研究认为，一些传染病发生斑疹，主要是由感染的细菌毒素或病毒造成凝血机制紊乱和血管损伤所致，这与中医温病学认为斑疹为温邪多从口鼻而入，致肺胃热盛、营血受损的观点是相吻合的。因此，在斑疹的成因上，刘老认为抓住肺胃热盛这一主要矛盾，则诊断、治疗可迎刃而解。

二、注意斑疹形态、色泽、分布

刘老认为，对于温病发斑出疹性疾病的诊断，要根据斑疹的形态、色泽、分布等情况，并结合临床表现，来判断病情的轻重及预后。在形态上，凡斑疹松浮、朗润，如洒于皮面者，为邪浅病轻，预后大多良好，属顺证；如紧束有根，如履透针，如矢贯的者，为热毒深重，固结难解，预后不佳，故属逆证。在色泽上，颜色红活荣润为顺证，紫色或黑色表示热毒极盛。在分布上，稀疏均匀，为热毒轻浅，预后良好；稠密融成一片，则表示热毒深重，预后不佳。

温病斑疹多见于传染病，但不同的病种其斑疹的形态、分布部位、出现时间等均有所不同。斑疹并见，常发生在斑疹伤寒、麻疹、登革热、恙虫病等，玫瑰疹见于伤寒等，斑丘疹（丹痧）见于猩红热，瘀点或斑见于流行性脑脊髓膜炎、流行性出血热、登革热、败血症等；斑疹分布情况随病种不同，亦有差异，如伤寒玫瑰疹多见于胸腹部，麻疹、猩红热的皮疹则遍及全身，登革热皮疹先见于四肢远端、然后蔓延至胸腹及头颈部；同时不少传染病的出疹日期，有一定规律性，如猩红热皮疹出现于发病后第 2 天，麻疹第 4 天，伤寒第 6 天，恙虫病第 6 天，登革热第 3~5 天。掌握各种传染病斑疹的特殊性，对临床诊断具有重要的参考价值。

三、斑宜清化，疹宜透发

陆子贤说："斑宜清化，勿宜提透；疹宜透发，勿宜补气。"刘老认为根据斑疹形成机理，斑属阳明热盛，迫于血分，所以治斑宜清胃泄热，凉血化斑。方可选用化斑汤加减。方中以白虎汤清胃泄热生津；犀角、玄参清营凉血解毒。如热毒深重，可加生地、丹皮、赤芍、大青叶以加强清热凉血、解毒散瘀之力。如诊断为伤寒、恙虫病等病，兼夹湿邪者，可加茵陈、苡仁、扁豆花、滑石、芦根等以加强祛湿利尿，使湿热之邪分离，则病易愈。

疹属太阴风热内窜血络，治宜宣肺达邪，清营透疹。方可选用银翘散去豆豉、荆芥以宣肺热，加生地、丹皮、大青叶、玄参凉营泄热解毒。麻疹出疹期可加蝉蜕、紫草、葛根以解毒透疹；流行性出血热斑疹及出血症状明显者，加紫草、田七末、丹参以加强凉营止血；登革热出疹期常加青蒿、葛根、红花、紫草以加强凉血透疹。在临床上斑疹往往同时出现，若斑疹并见，治疗则以化斑为主，兼以透疹。

四、病案举例

邓某，男，38岁，绿化工人，住院号：79217。因发热恶寒1周，伴面部、胸腹部皮疹3天，于1993年7月23日入院。入院前曾在外院用先锋Ⅳ等治疗无效。入院时症见：体温39.3℃，神疲乏力，面赤目红，头痛，周身骨痛，皮疹，口干苦，耳鸣，小便黄短，大便秘结，3天未解，舌红、苔黄腻，脉弦滑数。体检：双眼结膜充血，右耳后淋巴结肿大如花生米大小，活动，有压痛，右腹股沟可扪及蚕豆大小淋巴结3个，无压痛，咽充血（＋＋），扁桃体Ⅱ度肿大，心肺（一），肝脾未扪及，面、胸腹部可见暗红色斑丘疹，压之褪色，左会阴部可见0.5厘米×0.5厘米焦痂。追问病史，患者为绿化工人，有野外工作及草地坐卧史。实验室检查：血白细胞9.0×10^9/升，淋巴细胞0.65，中性粒细胞0.35；小便分析：正常；肥达氏试验、流行性出血热抗体及血细菌培养均为阴性；磷酸肌酸激酶714单位/升，乳酸脱氢酶304单位/升，谷草转氨酶 905 单位 / 升，谷丙转氨酶 1130 单位 / 升；外斐氏反应：变形杆菌 K1：640；胸片示：双肺纹理增粗。西医诊断为恙虫病并发心肌炎、肝损害。中医诊断：暑湿，辨证属暑湿郁阻少阳，气营热盛。治则清暑化湿，和解少阳，佐以凉血透疹。处方：青蒿（后下）、青天葵、丹皮各 10 克，竹叶、银花、扁豆花、菊花各 12 克，柴胡、黄芩、秦艽、大青叶各 15 克，生地 20 克，水牛角（先煎）30 克。每日上、下午各 1 剂，水煎服；10% 葡萄糖溶液 500 毫升加氯霉素 1 克，静脉滴注，每日 1 次，并给予护肝药物。

用药后第 2 天体温逐渐下降，大便通畅，诸症减轻。第 4 天体温降至正常，热退后皮疹消退，肿大淋巴结缩小，效不更方，以上方加减治疗。后期改用清补兼施之法，在上方基础上配加益气养阴之品，氯霉素于 10 天后停药。20 天后，复查肝功、心三酶均正常，痊愈出院。

【按】 恙虫病是东方立克次体通过恙螨幼虫为媒介引起的一种急性传染病，临床以持续发热、皮疹、局部淋巴结肿大及焦痂为特征。本病例发病于夏季，感受暑湿病邪所致，故治疗以清暑化湿为主，佐以凉血透疹。中西医结合治疗，用药 4 天而热退疹消，收效快捷。

（史志云）

小儿温病

温病是由温邪引起的多种急性外感热病的总称。由于小儿脏腑娇嫩、形气未充等生理特点，小儿温病在临床证候上有其特殊表现，治疗上也有其特殊性。刘仕昌教授在治疗小儿温病时根据小儿生理、病理特点，细心诊察，辨证用药，灵活变通，积累了丰富的经验，临证往往取得良好效果。现将刘老对小儿温病的认识及其辨治经验介绍如下。

一、小儿温病，多先犯肺

刘老认为小儿多患温病，《颅囟经》把小儿称为"纯阳"之体，说明了小儿生机旺盛，发育迅速的生理特点，又揭示了病理上多表现为阳常有余，阴常不足，无论是外感或是内伤都易化热化火而致病。小儿外感疾病中属风热最多，四时温病中以风温多见。由于肺主气，司呼吸，通鼻窍，外合皮毛，小儿肺系尚未健全，卫外机能未固，温邪每易由口鼻或皮毛而入，侵犯肺系而出现肺卫证候。叶天士说："大凡吸入之邪，首先犯肺，发热咳喘"；"襁褓小儿，体系纯阳，所患发热最多。"《温病条辨·解儿难》认为小儿"脏腑薄，藩篱疏，易于传变；肌肤嫩，神气怯，易于感触"。这说明了小儿易患温病，且多犯肺为先。在临床上，小儿发热、呼吸道感染疾患为小儿病中最多见。另据临床研究认为，许多传染病（包括消化道及一些寄生虫性传染病）往往初起阶段均可表现出呼吸道症状。据此，平时调理宜固护肺气，病初宜宣畅肺气。

二、易夹湿滞，证候多变

刘老认为小儿温病在证候表现上有其特殊性，常夹湿夹滞，且变化多端。小儿脾常不足，卫外功能差，加之寒暖不能自调，乳食不知自节，外易为六淫所侵，内易为饮食所伤，因而外感时邪及脾胃病变多见；且脾主运化，小儿脾胃功能不健全，往往易导致水湿内停、食滞不化，故小儿温病中常有夹食滞、夹湿的证候。据此刘老在治疗上常辅以化湿导滞之品，叶天士指出："婴儿肌肉柔软，五脏六腑气弱，乳汁难化，内外因之病自多"；"口鼻同入之邪，先上继中，咳喘必兼呕逆腹胀。"强调了小儿外感温病的同时，常兼夹有湿滞的情况。

小儿证候的多变性表现在易引动肝风，逆传心包。由于小儿心气不足，包络空虚，若热邪亢盛，或失治误治，热邪易于侵入，陷于心包出现神昏惊厥，故叶天士说："盖足经顺传，如太阳传阳明，人皆知之；肺病失治，逆传心包络，人多不知者。"又因小儿神气怯弱，筋脉不能自持，"肝常有余"，风木易动，热动肝风，则易出现痉厥抽搐，甚则角弓反张。如对乙脑、病毒性脑炎等的治疗，刘老常佐以镇肝息风开窍之法。

三、审察咽喉，细按胸腹

由于小儿不能清楚表达自己的病情，给诊治带来一定困难，故刘老在小儿温病诊断上，尤其注重察咽喉、按胸腹。他认为，咽喉为肺胃之门户，温邪侵犯人体，多从口鼻而入，咽喉首当其冲。另外，咽喉是全身经络直接经过，或间接关联的重要部位，与五脏六腑之气相通，且可直接观察到。故仔细辨别咽喉及其变化，结合四诊资料，能帮助了解邪正斗争及津气存亡的重要情况。如咽痒不适，或微红微痛，伴发热，恶风寒，咳嗽者为温病初起邪在肺卫；若咽喉红肿疼痛，甚则出现斑点，伴发热，口渴者为邪在气分热毒炽盛；若热入营血，往往在口腔黏膜、咽喉等处最早出现出血斑点，据此可早作预防性治疗，赢得时间，不然病情发展到全身斑疹显露，或邪热迫血妄行，出现各系统出血时往往难于救治；若咽喉湿润有津者，为津伤不甚，肾阴尚充；若咽干、口燥、烦渴，或见口腔溃烂，红肿疼痛者，为胃热炽盛，胃津受伤；若见咽干、漱口不欲下咽，或见口腔溃疡久久不愈，舌干少苔者，为肾阴亏损；若见咽喉干枯，舌质干绛，舌痿或内缩者，为真阴耗竭之象。

按胸腹亦是刘老在小儿温病中常用的诊法。王孟英指出："凡视温症必察胸脘"，说明了按胸腹的重要性。刘老通过探测小儿腹部的情况，辨别疾病的寒热虚实。如腹壁冷，喜暖、喜按抚者，属虚寒证；腹壁灼热，喜冷物按放者，属实热证；凡腹痛喜按者属虚，拒按者属实；腹胀满，按之实满压痛，叩之音重浊者为实满；腹部胀满，按之不实，无压痛，叩之作空声的，为气胀，多为虚满。

刘老根据咽喉及胸腹情况，参合四诊资料分析，指导临床辨证用药，疗效甚佳。

四、遣方用药，轻巧灵活

在小儿辨治方面，刘老推崇叶天士《幼科要略》，以卫气营血为纲，以四时温病为目，认为卫气营血辨证对小儿温病辨证论治很有指导作用。叶氏曰："在卫汗之可也，到气才可清气；入营犹可透热转气，如犀角、玄参、羚羊角等药物；入血就恐耗血动血，直须凉血散血，如生地、丹皮、阿胶、赤芍等"。据此原则刘老遣方用药大法是：邪在卫分，多用辛凉透解之法，常用薄荷、竹叶、牛蒡子、银花、连翘等；邪在气分宜清气泄热，如山栀子、黄芩、苇茎、葛根、石膏；邪在营（血）分，可清营（血）泄热，透热转气，如犀角（可用水牛角代）、玄参、羚羊角或犀角地黄汤。此外，刘老根据小儿温病特点，治疗中注意以下几点：

1. 清热不忘顾护气津：温病常见耗气伤津，在小儿发病中尤为突出。因温为阳邪，易化燥伤阴，而小儿为"纯阳"之体，阳常有余，阴常不足，邪热每易鸱张。刘老在治疗小儿温病时首先避免用易伤津气的药物，如防大汗发表伤津、过泻通腑耗液、禁用苦温燥烈之品。常清热与养阴并用，做到祛邪不伤正，扶正不恋邪。祛邪之中常辅以太子参、石斛、花粉、玉竹、沙参、芦根等清热养阴之品，尤喜用不温不燥之西洋参补气生津。

2. 健脾务必化湿导滞：小儿脏腑娇嫩，形气未充，运化功能尚未健全，发病中易夹湿滞。刘老认为，补气要理脾，脾气旺才能吸收、输布，不然愈补愈滞，反为其害。故在治疗上常在益气健脾的同时佐以化湿导滞之法，做到化湿不助热，清热不伤脾。常用太子参、黄芪等补气健脾；用麦芽、山楂、鸡内金等消食导滞；常用藿香、苡仁、黄芩、滑石、淡竹叶等化湿，药中注重宣畅气机，常加川厚朴、枳实、陈皮等行气化湿。刘老认为化湿须行气，气畅湿易化。

3. 逆传心包，重用"三宝"：对小儿温病中出现逆传心包的神昏、谵语、抽搐等症，刘老善用"三宝"（安宫牛黄丸、紫雪丹、至宝丹）以清心开窍，镇肝息风；且认为应在有逆传心包先兆时使用，不必待神昏谵语时方用。现多用醒脑静注射液代，可用2~4毫升肌注或加入5%葡萄糖20毫升中静推，每日2次。

4. 选药轻清，中病即止：小儿机体柔弱，刘老认为用药不可过量，中病即止。特别是大苦、大寒、大辛、大热、有毒攻伐之品应当慎用。刘老用药，喜用轻清活泼凉润之花叶类，如薄荷、桑叶、银花、连翘、菊花、荷叶、青蒿、淡竹叶等轻清宣化上焦之邪，又不伤气津，看似平淡无奇，其实确有至理，组方一般 10 味左右，药少量轻，却往往疗效甚佳。

五、病案举例

余某，男，1 岁半，1991 年 11 月 19 日初诊。

患儿近 1 月来发热不退，以下午为甚，体温常在 38℃ 以上，汗多，烦躁不安，曾在某医院诊治，用多种抗生素不效，遂来本院门诊要求刘老诊治。诊时症见：形体稍瘦，发热 38.5℃，汗多，睡眠欠佳，烦躁，纳差，小便短少，大便常，舌红、苔少微黄，指纹紫红。检查：咽微红，扁桃体肿大 I 度，双肺呼吸音粗，干湿啰音。胸透提示：支气管炎。诊断：风温。辨证：邪热内蕴，气阴两虚。治法：益气养阴，透解邪热。处方：青蒿（后下）、五味子、乌梅、甘草各 3 克，太子参、麦冬、白芍、火麻仁、知母、丝瓜络各 10 克，蝉蜕 6 克，黄芪 12 克。日 1 剂，3.5 碗水煎至 1.5 碗，分 3 次服。

23 日二诊：药后热稍退，体温 37～38℃，出汗减少，仍见烦躁，时有咳嗽，舌边尖红、苔薄黄，指纹紫红。守上方去乌梅，加浙贝母 6 克，煎服法同上。另用安宫牛黄丸 1 粒，分 4 次温开水化服，日 2 次。

26 日三诊：药后体温基本退至正常，出汗减少，烦躁减，二便调，纳略差，舌边尖红、苔微黄，指纹淡红紫。处方：青蒿（后下）、五味子、甘草各 3 克，黄芪、白芍、葛根、麦冬、太子参各 10 克，鸡内金 6 克，煎服法同上。

12 月 1 日四诊：诸症消除，续上方善后调理，3 剂而痊愈。

【按】 本例发热1月余，经西医治疗热不退。刘老认为，此为邪热内蕴、损伤气阴、气阴两虚，因而治疗上能抓住关键，采用益气养阴、透解邪热方法而获效。方中以太子参、麦冬、五味子、乌梅等益气养阴；青蒿、知母等清热化湿；黄芪以健脾助运；邪热内扰心神，故见烦躁不安，用安宫牛黄丸清心安神。祛邪不忘扶正，扶正不致留邪，时时顾护脾胃而获效。

（钟嘉熙　刘亚敏）

暑　病

清暑益气法在暑病中的运用

清暑益气法是暑温、暑湿等暑病中常用的治法。刘仕昌教授夏暑临证善用清暑益气法，现将其经验介绍如下。

一、暑易夹湿，易耗气津

刘老认为，暑为阳邪，其性酷烈，不仅易灼津液，且易伤元气，所以暑邪致病每易产生暑伤津气，甚或津气欲脱的严重变化。《素问·阴阳应象大论》说："壮火食气……壮火散气"说明了暑邪易伤气津的特点。吴锡璜亦指出："存得一分津液，便有一分生机。"可见津液的存亡对病情预后有重大影响，故治疗上刘老在清解暑热的同时，不忘顾护气津。另一方面，炎夏之季，天暑下迫，地湿上蒸，所以暑热为病往往易夹湿邪而成暑温兼湿之证。尤其岭南地区夏季时间长，夏暑旺盛，雨量充沛，雨季时间长，在这种条件下人们的脾胃功能较呆滞，且贪凉饮冷，损伤脾胃，湿浊内生，此时人既易于伤暑，又易感受湿邪，故暑温夹湿患者多见。湿为阴邪，侵犯人体易遏清阳，阻滞气机，伤及阳气，甚至产生阳气衰微的变化。故刘老认为临证宜十分注意上述这些特点。

二、前人对清暑益气法的论述

清暑益气法，为李东垣首创，亦为后世所宗，并予发展。代表方为李东垣的清暑益气汤和王孟英的清暑益气汤。对于这两首方剂，前人曾做过不同的论述。李东垣首先在《脾胃论》中提出："以黄芪甘温补之为君；人参、橘皮、当归、甘草，微温，补中益气为臣；苍术、白术、泽泻，渗利而除湿；升麻、葛根，甘苦平，善解肌热，又以风胜湿也。湿胜则食不消而作痞满，故炒曲甘辛、青皮辛温，消食快气；肾恶燥，急食辛以润之，故以黄柏苦辛寒，借甘味泻热补水；虚者滋其化源，以人参、五味子、麦门冬，酸甘微寒，救天暑之伤于庚金为佐，名曰清暑益气汤。"东垣之方，意在为脾胃气虚，感受暑湿之邪，耗伤津气而设。温病学家薛生白《湿热病篇》中亦指出："湿热证，湿热伤气，四肢困倦，精神减少，身热气高，心烦溺黄，口渴自汗，脉虚者，用东垣清暑益气汤主治。"清代王孟英在《温热经纬》中评论东垣所制清暑益气汤"虽有清暑之名，而无清暑之实"，认为东垣方中药多辛燥，不利于暑证，另立清暑益气汤。并曰："余每治此等证，辄用西洋参、石斛、麦冬、黄连、竹叶、荷梗、知母、甘草、粳米、西瓜翠衣等，以清暑热而益元气，无不应手取效也。"其友汪谢城评云："此方较东垣之方为妥。"故后人认为王氏选用诸药较东垣清暑益气汤为优,用于津气虚而暑热内盛之证,甚为恰当,故多循王氏清暑益气汤,而东垣方却渐被忽视,十分可惜。刘老认为,其实两方各有奥妙之处,只要临证运用得法,皆良方也,故不可偏废。

三、清暑益气汤的灵活运用

刘老认为王孟英与李东垣的清暑益气汤虽同名,均有清暑益气作用,主治暑病兼气虚之证,但两方侧重不同。王孟英之清暑益气汤重在养阴生津,用于暑热伤津之证;而李东垣的清暑益气汤侧重健脾燥湿,其生津之力较逊,适宜元气虚弱,外感暑湿或暑湿缠绵损伤中气者。两方组方不同,但均具有祛邪不伤正,扶正不留邪的作用。临床上两方各有所宜,二者不可偏废。只有根据患者所处的不同情况,灵活运用,方能获取良效。故刘老运用清暑益气法,常分以下两种类型。

1.暑湿内困,脾气受伤:此型多发于平素脾虚中气不足之人。正气不足,感受暑热,虚弱之人不耐煎熬,不能抗邪外出,久之气津耗伤,兼夹湿邪,伤及脾胃,致病情长年累月不能痊愈。常表现为:低热久久不退,气虚懒言,面色㿠白,纳呆,不渴或渴而少饮,或是腹泻便溏,小便赤,舌淡红、少苔或薄腻苔,脉弦细。正如李东垣《内外伤辨惑论》中所说:"此病皆因饮食失节,劳倦所伤,日渐因循,损脾胃,乘暑天而作也。"《素问·刺志论》云:"气虚身热,得之伤暑。"对于此证,刘老认为应予清暑益气、健脾燥湿,方予李东垣之清暑益气汤。方中人参、黄芪、甘草补中益气,麦冬、五味子以生津液,当归养血和血,苍术、白术、泽泻以健脾燥湿，升麻、葛根解肌清热而升阳气，黄柏坚阴而泻火，青皮、陈皮、神曲理气消食和中。刘老用药一般不超过 12 味，他认为本方药物太多、过杂，故常加减运用，常去方中当归、苍术等过于温燥之品，喜用太子参或西洋参易方中人参。

如治司徒某，女 37 岁，1991 年 8 月 3 日初诊。患者 5 年来持续发热不退（体温 37.6～38℃），曾在多家医院诊治不效。胃纳差，疲乏，发热见于中午或午后为甚，睡眠较差，梦多，腹胀，便溏，口臭。化验检查未见异常。诊时症见：精神倦怠，面色萎黄，瘦弱，发热（体温 38℃），舌淡红，苔薄白而腻，脉弦细。中医诊为暑湿（暑湿内困，伤及脾气）。西医诊为功能性发热。治予补脾益气、化湿透邪，方用东垣之清暑益气汤。处方：黄芪、太子参、麦冬、葛根各 15 克，黄柏、秦艽各 12 克，升麻、青蒿（后下）、五味子各 6 克，白术 10 克，青皮、甘草各 3 克。日 1 剂，水煎分 2 次服。

8 日二诊：发热略减（37.2～37.7℃），仍疲乏，纳呆，腹胀，口干，舌淡红、苔白而腻，脉弦细。仍以补益脾气为主，佐以疏肝行气。处方：柴胡、白芍、枳壳、青蒿各 10 克，乌梅、黄芪、太子参、花粉各 15 克，黄芩、黄柏各 12 克，甘草 3 克。日 1 剂，水煎服。

25 日三诊：药后发热退，但停药后低热复起，仍觉疲乏，纳呆，梦多，烦躁，舌淡红，苔白而腻，脉弦细。守上方加葛根、丹皮各 15 克。继续调理 1 周，诸症消失。

【按】本例发热 5 年，刘老认为此为患者平素中气不足，感受暑湿，脾虚湿困所致。故效李东垣清暑益气法以健脾补气，化湿透邪而获良效。但湿为重浊粘腻之邪，且脾虚失运，故病人退热后停药过早，余邪未尽，死灰复燃，低热又起，故仍用前法取效。

2. 暑湿内困，气阴两伤：本证常见于暑温病中、后期阶段，为暑热未清，津气已伤之候。症见身热，气促，心烦，自汗，口渴欲饮，肢倦神疲，舌红，苔薄黄腻而干，脉虚细数。治宜清热涤暑、益气生津，予王氏清暑益气汤。方中西洋参、麦冬、石斛、粳米、甘草等益气养阴，用知母、黄连、西瓜翠衣、荷梗、竹叶等清热涤暑。若汗出多者，刘老喜用糯稻根、浮小麦以收敛止汗；大便秘结者，加火麻仁、郁李仁；头痛者，加苍耳子、天麻、白蒺藜、菊花等；全身酸痛者，加秦艽、葛根、木瓜等。

如治卢某，男，3岁，1992年8月7日初诊。

患儿于1992年3月2日感冒发热时适逢服食小儿麻痹糖丸，以后发热持续不退，伴关节肌肉疼痛，瘫痪不能坐起，后在某医院住院治疗发热仍不退，每于下午或夜间为甚，无汗出，晨起热退，四肢酸痛，体温在39～40℃，胃纳可，口渴，尿多，大便如常。曾用各种抗生素、高压氧治疗无效。来诊时见患儿仍发热（体温39℃），消瘦，极度疲倦，瘫痪不能坐起，舌红而干、苔少，脉细数无力。查心肺正常，双下肢肌力Ⅱ级，胸口平面以下感觉障碍，双膝、跟腱反射亢进，踝反射亢进，踝阵挛（＋），巴彬斯基反射（＋）；卡道克反射（＋）。中医诊为暑湿（暑湿内伏阴分，气阴两虚）。西医诊为急性横贯性脊髓炎（中山三院诊断）。治予清暑化湿、入络搜邪、益气养阴，方予青蒿鳖甲汤合王氏清暑益气汤加减。处方：青蒿（后下）、丹皮各6克，鳖甲（先煎）20克，生地15克，花粉、秦艽、竹叶各12克，知母、白薇各10克，鲜荷叶2张，甘草5克。日1剂，水煎分 2 次服，西洋参 10 克炖服。

21 日二诊：病情大有转机，体温已降至 37.5℃，微汗出，但仍倦怠无力，尿多，瘫痪但能坐 10 分钟，舌红，苔薄白而干，脉细略数。继上方治疗。处方：青蒿（后下）、丹皮、香薷（后下）各 6 克，秦艽、白薇、花粉、地龙各 12 克，鳖甲、桑枝各 20 克，蚕砂、僵蚕各 10 克，甘草 3 克。西洋参 10 克炖服。

28 日三诊：间有低热，时有汗出，能坐半小时，余症同前，舌红，苔薄白而干，脉略数。继服上方治疗。咳嗽加北杏仁，烦渴加知母，夜睡不宁加灯心草、蝉蜕。加减服用 1 个月，发热除，精神佳。

【按】 本例诊断为急性横贯性脊髓炎，西药治疗效果不显著，根据刘老经验认为，此为暑湿伏于阴分，气阴两伤。予清暑益气生津、入络搜邪，使津气足、病邪易去，故用清暑益气汤清暑益气，青蒿鳖甲汤入络搜邪而获愈。

（钟嘉熙　刘亚敏）

外感高热

湿热清方治疗外感高热的临床观察

我们自 1989 年以来，采用刘仕昌教授湿热清方对 120 例外感高热证进行临床治疗观察，并设西药治疗 109 例作对照，现总结分析如下。

一、临床资料

1.一般资料：本组共 229 例，其中男 123 例，女 106 例；年龄最大的 69 岁，最小 5 岁，平均年龄 35 岁。

2.病程：发热时间 1～3 天者 144 例，4～6 天者 50 例，1 周～1 月者 35 例，平均发热时间为 3.7 天。

3.体温：最高 41.5 ℃，最低 38.5 ℃，平均 39.2 ℃。38.5～39.9 ℃者 55 例，39.0～39.9 ℃者 100 例，40.0 ℃以上 74 例。

二、病例选择

1.中医辨证：标准化参照 1992 年（重庆）南方高热急症协作组《高热急症诊疗常规》规定标准，以发热为主，探体温在 38.5 ℃以上，而且伴有身热，微恶寒，头痛且重，周身酸痛，困倦乏力，口干不欲饮，脘腹痞闷，纳呆，便溏或秘，小便黄，舌边尖红、苔薄白相兼或黄浊腻，脉滑数或浮数等湿热相兼症状。

2.西医诊断：均属感染性疾病，病种包括上呼吸道感染（包含急性扁桃体炎）、急性支气管炎、肺炎、流行性腮腺炎等。

3.排除病例：兼有肺心病、严重贫血、结核病、结缔组织疾病和伴见心、肝、肾功能严重异常或中途退出治疗，而影响本研究的观察者。

4.分组：治疗组 120 例，对照组 109 例。

5.病证分布（见表 1）：

表1　中医病种、辨证分型、西医病种分布

组别	例数	中医病种				辨证			西医病种				
		风温	夹暑湿	夹湿温	暑湿	肺卫	卫气	少阳	上感	肺炎	急性气管支炎	流行性腮腺炎	急性桃体扁炎
治疗组	120	48	9	40	23	48	65	7	72	12	17	7	12
对照组	109	45	10	37	17	45	60	4	68	9	15	5	12

上述资料表明两组病例分布相近，有可比性。

三、治疗方法

1.治疗组均用刘氏湿热清。药物组成：青蒿（后下）防风、秦艽、藿香各10克，连翘、黄芩、柴胡、苍耳子各12克，大青叶20克。

煎服法：上方每剂用清水3.5碗（约700毫升）煎至1.5碗（约250毫升），后下青蒿煎6分钟即可，去渣取汁，分2次温服，隔4小时服1次，每天服2剂。

加减法：体温连续3天39.0℃以上者，加石膏（先煎）45克；咳嗽且痰多黄稠者，加浙贝母12克，杏仁10克，鱼腥草30克；咽喉肿痛者，加板蓝根、岗梅根各20克，桔梗8克；小便黄短、头身困重甚者，加茵陈、滑石、薏苡仁各20克。

2.对照组按常规使用抗生素等对因、对症治疗。

四、疗效判定

根据退热时间按四级统计。速效：用药后24小时体温降至正常；显效：48小时体温降至正常；好转：72小时体温恢复正常；无效：治疗72小时后体温及症状无明显变化。

五、结果与分析

1. 退热效果：分别在用药后 24、48、72、96 小时，腋探测定体温，比较两组退热下降幅度（见表 2）。

表 2 退热下降幅度（℃）比较（$x \pm SD$）

组别	例数	24h	48h	72h	96h
治疗组	120	1.342 ± 0.524	2.375 ± 0.561	3.075 ± 0.587	3.817 ± 0.676
对照组	109	1.474 ± 0.543	2.239 ± 0.59	12.896 ± 0.607	3.617 ± 0.628
P 值		> 0.05	> 0.05	< 0.05	< 0.05

从表中可看出，治疗后 24、48 小时降热幅度虽然对照组稍快于治疗组，但经统计学处理均无显著性差异（$P > 0.05$）。72、96 小时降热幅度治疗组快于对照组，经统计学处理均有显著性差异（$P < 0.05$）。

2. 兼湿证候：改善除观察用药后 24、48、72、96 小时的体温变化情况之外，还对治疗组 120 例分别在这 4 个时限记录了头重痛、周身酸痛、困倦乏力、胸脘痞闷、纳呆等兼湿证候的改善情况（见表 3）。

表 3 治疗前后兼湿证候统计表

证候	治疗前 例数	治疗后改善情况							
		24h		48h		72h		96h	
		例数	（%）	例数	（%）	例数	（%）	例数	（%）
头重痛	116	60	51.72	81	69.83	101	87.07	106	91.38
周身酸痛	116	52	46.43	82	73.21	97	86.61	105	93.75
困倦乏力	110	38	34.55	90	81.82	98	89.09	104	94.55
脘腹痞闷	106	50	47.17	81	76.42	88	83.02	99	93.40

续表

证候	治疗前	治疗后改善情况							
		24h		48h		72h		96h	
	例数	例数	（％）	例数	（％）	例数	（％）	例数	（％）
纳呆	108	40	37.04	88	81.48	96	88.89	100	92.59
便溏	80	30	37.50	60	75.00	74	92.50	76	95.00
苔黄	83	10	12.05	20	24.50	30	36.14	50	60.24

从表3数据可以看出，治疗组病例兼湿证候的头重痛、周身酸痛、困倦乏力、脘腹痞闷、纳呆、便溏、苔腻等临床表现，治疗后都有较大程度的改善，尤其是头重痛、脘腹痞闷、便溏等症，在用药后24小时就有近50%患者得到改善，96小时后兼湿诸症改善的患者占90%以上，苔腻的改善占60%。

3.不同病种的退热疗效分析：治疗组和对照组治疗后各病种退热疗效（见表4）

结果表明：上呼吸道感染和急性腮腺炎的退热效果，治疗组明显优于对照组，经统计学处理有显著性差异（$P<0.05$）；而肺炎、急性支气管炎、急性扁桃体炎的两组比较，则无显著性差异（$P>0.05$）。

表4　各病种退热疗效比较（$x \pm SD$）

病种	治疗组						对照组						P值
	总例数	速效	显效	好转	无效	总有效率（％）	总例数	速效	显效	好转	无效	总有效率（％）	
急性支气管炎	17	5	6	5	1	94.11	15	6	4	2	3	80.00	＞0.05
上感	72	13	25	34	0	100.00	68	4	16	21	27	60.29	＜0.05

病种	治疗组						对照组						P 值
	总例数	速效	显效	好转	无效	总有效率（%）	总例数	速效	显效	好转	无效	总有效率（%）	
急性腮腺炎	7	0	5	2	0	100.00	5	0	1	1	3	40.00	< 0.05
肺炎	12	0	5	5	2	83.33	9	1	6	1	1	88.89	> 0.05
急性扁桃体炎	12	1	4	5	2	83.33	12	2	7	2	1	91.67	> 0.05

六、病案举例

梁某，女，43 岁，住院号 71746，1992 年 8 月 3 日初诊。高热，恶寒，头痛 2 天。患者 2 天前因感冒，见壮热（体温 40.2℃），恶寒，头痛且重，全身酸痛，肢体困倦，胸闷纳呆，大便调，小便黄，口干苦，稍汗出，舌红、苔黄腻，脉滑数。血常规：白细胞 8.0×10^9/ 升，中性粒细胞 0.642。大、小便常规正常，双肺 X 线检查无异常。西医诊断：上呼吸道感染；中医诊为：感冒（风热夹湿，卫气同病）。治则：清气透卫，祛湿解毒。处方：柴胡、黄芩各 12 克、石膏（先煎）40 克，大青叶 20 克。2 剂，煎法同前，约隔 4 小时服 1 剂。翌日热退至 37.2℃，余症悉明显减轻，仅稍纳呆，按上方去石膏再服用 1 剂，热退至正常，症状消失而痊愈。

七、体会

1. 南方热病多兼湿。岭南地区所处纬度较低，太阳辐射热量大，日照多，又濒临南海，受海洋暖湿气流影响，故全年气温较高，雨量充沛，且持续时间长，河流水网发达，因此形成岭南炎热多湿的地理环境。环境及人们体质，直接或间接地导致岭南热病的发生多兼湿。

2. 清热祛湿合用是治外感高热的关键。刘氏几十年的经验总结出来的湿热清验方中，青蒿、黄芩为君，青蒿气味芳香，功用辛凉解表，善解在表之暑热，也可清透少阳郁热；黄芩能清肺经邪热，兼除脾经湿热，两者既解表邪，又清里热，使该方解表与清热同功。藿香味辛气香，辛散不峻烈，微温而不燥热，既能化湿和中，又能解散表邪；连翘质颇轻扬，清热解毒，升浮宣散；大青叶功善清热解毒，其和连翘均可使表里及气血两清，此三者既助青蒿轻清宣透，又助黄芩清里热邪毒、化湿。柴胡其性升散疏泄，既助青蒿解表透邪，又可配合黄芩和解清热；防风辛温散风胜湿，甘缓不峻，善解表邪；秦艽能散风燥湿清热，而治周身酸痛；苍耳子温和疏达，宣通脉络，祛风胜湿，通窍止痛，独能上通脑顶，下行足膝，外达皮肤，又为良好的引经药。诸药解表清里并举，辛凉辛温同用，祛湿止痛兼顾，尤其是清热祛湿合用，切中岭南热病兼湿的病机，故每获速效。本临床观察充分验证了其疗效，治疗开始2天时，治疗组和对照组疗效相似，治疗第3～4天后，治疗组疗效高于对照组，湿热清方在除湿镇痛消痞等方面也有很好的治疗作用。

3. 祛湿重在用芳香轻清宣透之品，少佐淡渗，慎用苦寒。岭南外感热病卫气阶段多呈热势偏盛，易传营血，多夹湿的特点。故治则以清热透邪为主，祛湿药物宜协助清热透邪之品，清里热毒，透邪外达。芳香轻清、宣透祛湿药物，味薄质轻，具有宣化湿邪，通达表里而不伤津耗气，且兼化湿醒脾和胃的作用，与清热药物配合颇宜风热夹湿、卫气同病证治。淡渗利湿药质重、多无疏风散热之性，行下焦伤阴津，不利风热湿邪外达，故少用。苦寒清热燥湿药，因苦能化燥，常耗阴液，故宜慎用。

（林培政）

神经衰弱

健脑丸治疗神经衰弱证候群 153 例临床总结

一、临床资料

1. 一般资料：本组病例全部来自门诊。以脑力劳动者和中小学生为多，共 153 例。其中男 93 例，女 60 例；年龄最小 8 岁，最大 84 岁，平均 60.7 岁，其中 8 ~ 35 岁 48 例，36 岁以上者 105 例。

2. 诊断标准：采用 1985 年 10 月中华神经精神科杂志编委会制定的《神经症临床工作诊断标准》中的"神经衰弱诊断标准。"

（1）症状学标准：①衰弱症状：精神疲乏，脑力迟钝，注意力难以集中，记忆困难，工作或学习不能持久，效率减低。②兴奋症状：工作或学习用脑均可引起兴奋，回忆及联想增多，控制不住，可对声光敏感，但并不表现为言语运动增多。③情绪症状：易烦恼，易激惹，也可表现在工作、学习效率下降或精力不足，而且焦急、苦恼，但并无广泛的焦虑或原因不明的心境低沉。④紧张性疼痛：如紧张性头痛、紧张性肌肉疼痛。⑤睡眠障碍：如入睡困难、梦多、易醒、醒后不解乏等。

（2）严重程度标准：使患者工作、学习效率下降或主动就医。

（3）病程标准：病程至少3个月，症状常有波动，用脑后加重，休息后减轻。

（4）应排除下列疾病：①躯体疾病或脑器质性病变；②药物中毒；③颅脑外伤综合征；④适应反应；⑤精神分裂症；⑥抑郁症；⑦其他神经性障碍；⑧心理因素引起的生理障碍。

3. 中医辨证：心脾不足，精血虚弱。症见精神疲倦，工作或学习效率下降，稍用脑力即感头晕、头痛，不寐健忘，食少，心悸，腰酸乏力，舌淡、少苔，脉细弱。

二、治疗方法

1. 治则：补气养血填精，宁心健脑安神。

2. 健脑丸组成：红参须9克，蜜炙黄芪、淡水龟甲（打碎先煎）、麦冬、益智仁、石菖蒲（后下）、知母各12克，北五味子、甘松各10克，远志6克，当归8克。

3. 用法：每日1剂，水煎服。1个月为1疗程，连续服用2个疗程统计疗效。

三、疗效评定标准

临床痊愈：所有临床症状全部消失。显效：症状学标准中的5项均有不同程度的缓解。有效：临床症状至少有2项以上缓解。无效：临床症状无缓解。

四、治疗结果与分析

1. 治疗结果（见表 5）：所治 153 例病例中，见效最快 4 天，最长 12 天。

2. 临床症状改善方面：服药后衰弱证候群、紧张性疼痛证候群和睡眠证候群的改善较为明显，作用较为持续。对兴奋证候群及情绪证候群改善较为缓慢（见表 6）。其原因之一可能是这 2 组证候群往往不为病人自己特别注意，而临床表现也不如前 3 组证候明显。

表 5　健脑丸临床疗效统计表

	总例数	临床痊愈（%）	显效（%）	有效（%）	无效（%）	总有效率（%）
8~35 岁	48	13（27.08）	25（52.08）	10（20.83）		100%
36 岁以上	105	10（9.52）	53（50.48）	34（32.38）	8（7.61）	92.38%

表 6　临床症状改善情况分析

临床症状		临床出现例数	治疗后缓解例数
衰弱证候群	精神疲乏	153	153
	脑力迟钝	103	101
	注意力不集中	98	98
	记忆困难	145	137
	工作或学习效率减低	142	142
兴奋证候群	回忆及联想增多	63	47
	对声光敏感	55	46

	临床症状	临床出现例数	治疗后缓解例数
情绪反应证候群	易烦恼	66	61
	易激惹	63	52
	因工作学习效率减低而苦恼、焦虑	78	69
紧张性疼痛证候群	头痛	149	149
	眉棱骨痛	98	98
	肌肉疼痛	79	63
	头晕头胀	153	153
睡眠障碍证候群	入睡困难	153	151
	多梦	137	133
	易醒	139	136
	不解乏	151	151

五、病案举例

毕某，女，44岁，教师，1983年5月10日初诊。

主诉：精神疲乏，梦多，善忘3年余。患者自述近3年多来常感精神疲乏，食少心悸，稍用脑即感头晕痛，以眉棱骨为甚，注意力不集中，不能阅读业务书籍，只能翻阅一般的报刊、杂志，但过目即忘，入睡困难，梦多，常因精力不足而焦急、苦恼。血压不稳定，经现代医学检查排除脑器质性病变。曾先后多次服用谷维素、维生素、安定等，及多种中成药和中药煎剂，疗效不稳定，初服有效，继则无效。

初诊：症如上述，望其面色㿠白，口唇色淡，舌淡、无苔，脉细弱无力。西医诊断：神经衰弱证候群。中医辨证：

健忘（心脾不足，精血虚弱）。治法：补气养血填精，宁心健脑安神。处方：健脑丸原方（药物组成见前）。12 剂，水煎服，日 1 剂，早晨空腹及晚睡前分 2 次服。

二诊：精神转佳，睡眠较好，头晕心悸略减。效不更方，继守健脑丸原方，前后共服 50 余剂，症状消失，精力充沛，工作如常。

六、讨论

1.1978 年出版的国际疾病分类（ICD-9）中对神经衰弱作了如下定义："以疲乏、易激惹、头痛、抑郁、失眠、注意力不集中及缺乏欢乐感为特殊性征的一种神经官能性疾病。它可出现在感染或衰竭时，亦可在感染或衰竭之后出现。它亦可因长期情绪紧张引起。"我国精神病学过去先受美国，后受苏联的影响较大，一直把神经衰弱作为常见病，所应用的概念基本上是 Beard 当初的观点：神经衰弱就是神经的能量减低。近年来的研究认为这种能量的减低一方面与素质因素有关，另一方面也与劳累过度或长期的情绪紧张有关。刘老认为，现代医学对大脑神经衰弱证候群病因与发病的认识与中医学对健忘证的有关论述基本一致，故可归入健忘证的范畴进行治疗。

2. 中医学认为："健忘是由于脑力衰弱，记忆减退，遇事善忘的一种病证。"常与不寐并见。刘老认为，健忘证的基本机理在脏器责之于心、脑、脾、肾，其物质基础在于气、血、精。心主血脉与神志，"心脏不实则惊悸善忘"；人之精与志，皆藏于肾，肾精不足则志气衰；脾主意与思，又为气血生化之源，脾虚则"意舍不清"；脑为髓之海，精亏髓虚则脑失其所养。对本病的治疗，刘老常用红参须大补元气，养心安神，蜜制黄芪健脾益气，当归补养心血，龟甲填精补肾，五味子补肾宁心，知母、麦冬滋养心脾，远志、石菖蒲、益智仁益智安神，通心开窍，甘松行气理脾，病机与用药丝丝入扣，俾其气旺血盛，精足髓满，而神自为用矣！我国学者的大量现代研究亦证明，红参须、黄芪、五味子、龟甲等，能促进脑神经细胞代谢，增加脑血流量，补充对脑神经细胞有益的微量元素，从而改善脑功能，增强思维活力。故刘老临证使用该方治疗大脑神经衰弱证候群疗效确切而且持续。

3. 从表 5 可以看出，36 岁以上的年龄组临床疗效不如青少年卓著，且见效慢。我们推论，部分原因可能是由于脑动脉硬化伴发精神障碍。因这类病人约半数初起症状类似而非神经衰弱，病人常以头晕、头痛、记忆力减退、睡眠障碍等为主诉而就诊，所需疗程更长。但从该年龄组的临床有效率为 92.38% 来看，该方可能对脑动脉硬化伴发精神障碍这种难治性疾病显示出良好的治疗作用，需以后进一步加以临床研究。

（刘仕昌　华伦荣）

咳　　嗽

运用止嗽散治疗咳嗽的临床经验

刘仕昌教授治学严谨，精究医理，临证治病善用前贤名方，师古而不泥古，临床随证化裁，灵活而巧妙，运筹自如。兹将刘老运用止嗽散治疗咳嗽的临床经验整理如下。

止嗽散出自清代程国彭的《医学心悟》，其方由紫菀、百部、白前、桔梗、荆芥、陈皮、甘草7味药组成。程氏曰："风寒初起，头痛鼻塞，发热恶寒而咳嗽者，用止嗽散。"故此方本是为外感风寒犯肺所致咳嗽而设。刘老认为止嗽散温而不燥，润而不腻，正如程氏所说："本方温润和平，不寒不热，既无攻击过当之虞，大有启门驱贼之势。"临床上只要辨证准确，加减得宜，可以治疗新久、寒热咳嗽。

1. 风寒咳嗽：症见发热恶寒，无汗，头痛，鼻塞，咳嗽痰白稀，苔薄白，脉浮滑等。常用本方加防风、苏叶等疏散风寒。

例1：刘某，女，23岁，1991年11月26日初诊。

患者咳嗽1周，痰稀白而少，鼻塞流涕，头痛，咳时胸痛，胃纳欠佳，小便清长，大便清薄，舌质淡、苔白，脉浮细。证属外感风寒咳嗽，治宜疏风散寒，宣肺止咳。拟止嗽散加减，处方：紫菀、百部、白前、桔梗、浙贝母各12克，防风、苏叶、枳壳、北杏仁各10克，陈皮、荆芥（后下）各6克，甘草3克。3剂，3.5碗水煎至1.5碗，分2次服。

11月29日二诊：服药后诸症皆减，夜间仍有咳嗽，口微干，胃纳转佳，二便自调，舌淡红、苔薄白，脉细。仍按前方去荆芥、苏叶，加太子参15克，花粉15克，继服3剂而病愈。

【按】 止嗽散原是治疗外感风寒咳嗽而设，刘老宗原方，改荆芥为后下，增强辛散疏风之力；加防风、苏叶辛微温之品以解表祛风；北杏仁、枳壳宣通上焦肺气以行气止咳；少佐浙贝母清热止咳化痰。辨证用药有的放矢，故6剂而收效。

2.肺热咳嗽：岭南地域，气温偏高，故咳嗽一证，临床上多为感受风热之邪而成肺热咳嗽。常见发热，咽痛，有汗头痛，口渴，咳嗽痰黄或白稠，咽红，舌红、苔薄黄或黄腻，脉浮滑数等。常用本方去荆芥、陈皮，加黄芩、浙贝母、瓜蒌皮、鱼腥草以清热宣肺止咳；兼有喘促者，加葶苈子、枇杷叶以宣肺降气，止咳化痰；发热甚者，常加青蒿（后下）、石膏以清透邪热。

例2：罗某，女，64岁，住院号：66262。

患者发热，恶寒，咳嗽5天，于1991年6月15日入院。入院时体温39℃，恶寒，头身疼痛，咽痛，咳嗽痰黄稠难咯，胸闷欲呕，腹痛，口干，纳呆，大便秘结，小便短赤，舌质红、苔黄腻，脉滑数。血常规检查：白细胞10.1×10^9/升，中性粒细胞0.81，淋巴粒细胞0.19；X光胸片示：左下肺炎，轻度肺气肿。证属肺热咳嗽，兼湿热困阻；治拟清热宣肺，化痰止咳，佐以行气化湿。方拟止嗽散加减。处方：紫菀、百部、桔梗、黄芩、银花、秦艽各12克，石膏（先煎）、苡仁各30克，青蒿（后下）、藿香、北杏仁各10克，大黄（后下）9克，甘草5克。4剂，每日上、下午各1剂。

6月17日二诊：热退，无恶寒，咳嗽痰少，胸痛，胃纳差，大便时溏，舌红，苔黄厚，脉弦滑。效不更方，处方：紫菀、百部、白前、桔梗、黄芩、枇杷叶、浙贝母各12克，鱼腥草、苡仁各20克，瓜蒌皮、花粉各15克，枳壳10克。其后以止嗽散加减治疗，咳止，余恙亦除，病告痊愈。

【按】　风热病邪从口鼻而入，先犯肺卫，故叶天士云："肺位最高，邪必先犯"。邪在肺卫不解，迅速内传，壅遏肺气，而成肺热咳嗽。本证用止嗽散去辛微温之荆芥、陈皮，意在使气分（肺热）之邪从卫表向外透解，再加清热宣肺、止咳化痰之品，直清肺热，则咳嗽自止。

3. 燥热咳嗽：秋令气候干燥，感受燥热病邪，则成燥热咳嗽。其特征为干咳无痰或少痰，咽干鼻燥，舌苔薄白而干或薄黄而干。常用本方合桑杏汤加减治疗，止嗽散中常去荆芥、陈皮辛微温之品，以防劫烁肺胃津液，桑杏汤中山栀子，常改用黄芩以加强清肺热之力。

例3：黄某，男，52岁，1990年11月15日初诊。

患者咳嗽3天，发热（体温37.8℃），微恶风寒，痰少不易咳出，口渴，咽干鼻燥，舌边尖红，苔微黄而干，脉浮数。时值秋令，证属燥热咳嗽，治宜宣肺润燥止咳。选用本方合桑杏汤加减治疗。处方：桑叶、沙参、花粉、瓜蒌皮各15克，紫菀、百部、桔梗、白前、浙贝母各12克，北杏仁、淡豆豉、黄芩各10克，甘草6克。3剂，水煎服。

11月18日二诊：诸症好转，发热已退，仍有咳嗽，痰黄稠，舌质红，苔微黄，脉滑数。效不更方，以上方去淡豆豉，加鱼腥草20克，服3剂后病愈。

【按】 燥热病邪从口鼻而入，肺卫失宣，肺津受伤。故既可见肺卫失宣见症，如发热，微恶风寒，舌边尖红等；亦可见津伤失润症状，如咳嗽痰少，咽干鼻燥，口渴，便干等。治疗此证，养阴才可退热，润燥方可止咳。本证用止嗽散去荆芥、陈皮辛温之品，则具宣肺润燥止咳之效，更加桑杏汤辛凉甘润，轻透肺卫，故疗效显著。

4. 暑湿咳嗽：夏季感受暑湿病邪，侵袭上焦肺卫，肺气失于宣降，上逆为咳，则成暑湿咳嗽。常见发热恶寒，汗出，胸闷咳嗽，头晕或头痛，苔白微腻或黄腻等症。可用本方合新加香薷饮、清络饮加减治疗。

例 4：洪某，男，28 岁，1991 年 7 月 10 日初诊。

患者感冒不清 1 月，低热，以下午为甚，咳嗽痰多，色白质稠，胸闷不舒，出汗多，疲乏，头痛，纳差，舌尖红、苔黄白腻，脉浮滑数。证属暑湿咳嗽，师拟清暑化湿、宣肺止咳，用本方合新加香薷饮加减治疗。处方：紫菀、百部、白前、扁豆花、桔梗、银花、连翘、浙贝母各 12 克，香薷 6 克，北杏仁 10 克，苡仁 20 克，甘草 3 克。3 剂，水煎服。服药后咳嗽减轻，低热亦退，诸恙悉减，以上方加减再服 3 剂而病愈。

【按】　岭南地区处于热带、亚热带，终年气温较高，雨量充沛，夏季天暑下迫，地湿上蒸；又因饮食不洁、不节，脾胃运化失职，湿浊内生，内外合邪，则成暑湿。初起往往侵袭肺卫，致肺郁不宣，而成暑湿咳嗽。本证用止嗽散去陈皮、荆芥，加浙贝母、北杏仁，意在宣肺止咳，而以银花、连翘、香薷、苡仁、扁豆花清暑化湿，故对暑湿初起之咳嗽证往往可收到良好疗效。

5.痰湿咳嗽：脾失健运，运化失职，水湿内停，水凝成痰，上贮于肺，壅塞肺气，则成痰湿咳嗽。可见咳嗽多痰，色白而黏，胸脘作闷，胃纳欠佳，神疲乏力，舌苔白腻等症。常用本方合二陈汤加减治疗。若见气促痰多者，加苏子、款冬花等以止咳平喘；若大便秘结者，加火麻仁、郁李仁以润肠通便。

例 5：蔡某，男，65 岁，住院号：652440。

患者因咳嗽 4 年，伴气促 1 年余，双下肢轻度浮肿 3 个月，于 1991 年 5 月 24 日入院。6 月 11 日刘老诊视病人，症见咳嗽痰多，色白黏，时有胸闷，胃纳欠佳，二便尚调，双下肢轻度浮肿，以下午为甚，舌质淡红、苔白腻，脉细滑。

西医诊断：①慢支肺气肿并感染；②肺心病；③高血压病。中医诊为痰湿咳嗽。治以健脾燥湿，宣肺止咳。用本方合二陈汤加减。处方：紫菀、白前、北杏仁、法半夏、枳壳、黄芩各12克，百部、浙贝母各10克，陈皮、甘草各6克，茯苓15克，鱼腥草20克。3剂，水煎服。

6月14日二诊：仍有咳嗽，胸闷，时有气促，双足背肿，以下午为著，胃纳尚可，舌质淡红、苔白腻，脉细滑。仍按前方加减治疗。处方：紫菀、白前、桔梗、怀牛膝、黄芩各12克，款冬花、法半夏、苏子、郁金各10克，云苓、杜仲各15克，陈皮3克。服4剂后咳减，痰较前少，余症减轻。前方去杜仲、怀牛膝、茯苓，加白术、桑白皮各12克，桂枝15克。继服4剂，药后病愈，继续以健脾和胃，理气化湿之品调理半月余，痊愈出院。

【按】 痰湿咳嗽，其标在肺，其本在脾。脾失健运，聚湿为痰，上渍于肺，肺失肃降，则咳嗽痰多，胸闷，苔白腻。本证用止嗽散合二陈汤加减，以健脾和胃，燥湿化痰，加黄芩、鱼腥草、桑白皮以清热宣肺，加款冬花、苏子以止咳平喘。全方温凉并施，标本兼顾，辨证用药准确，故用药十余剂，而治愈久咳气喘患者。

（史志云）

诊余漫话

叶天士学术思想及其对
后世医学的影响

叶天士乃清代温热病学家。他既有渊深的医学理论，又有丰富的临床经验。他的学术思想对温热病有深远的影响，对内科杂病也有不少独特精湛的见解，尤其在诊断学方面，发挥前人所未及的某些问题，堪为后人借鉴，启发后学之功不少，兹分述如下。

一、叶氏著作

叶氏毕生忙于诊务，因此，自身著作甚少，世传者如下：

1.《温热论》又称《温证论治》。乃叶氏门人顾景文随伴游洞庭山时，在舟中录取叶氏口授之作，成书于 1746 年。后章楠加以注释，改名为《外感温热篇》收入他的《伤寒论本旨》中，后经王孟英补注，依其名收入《温热经纬》中。本书集叶氏一生医学理论与临床经验的结晶，使温热病学的理法初具规模，实开后人学习的典范。

2.《幼科要略》一书，相传为叶氏手稿。此书专为儿科而设，章楠删去一部分后并加以注释，改名为《三时伏气外感篇》，王孟英亦从之。全书内容见于《临证指南医案》中。

3.《临证指南医案》，乃叶氏门人华岫云等所辑，书共10 卷，计有 89 篇，分内科杂病，妇科、儿科等，以医案形式，阐述各种疾病的诊治及其权变、灵活用药的特点，成书于 1764 年，后经徐大椿加以评批。

4.《叶天士手集秘方》，乃陆士谔辑，成书于 1920 年，内载玉泉散治消渴，疗效颇著。

二、叶氏在医学上的贡献

1. 阐明外感温病的发病与传变关系。叶氏在《外感温热篇·首条》开宗明义指出"温邪上受，首先犯肺，逆传心包"之句。着重说明外感温病，首先侵犯上焦肺系，并有"逆传"和"顺传"的病机，叶氏在《三时伏气外感篇·论风温》中："盖足经顺传，如太阳传阳明，人皆知之，肺病失治，逆传心包，人多不知者。"这是叶氏对逆传心包的具体说明，指出《伤寒论》的顺传与温病的逆传途径。然则温病的顺传又将如何？叶氏有"卫之后方言气，营之后方言血"之句，可以自明。一般说来，从病情的转变来看，由肺卫之邪不解而传于气（胃）分的，谓之顺传，再由气分传营传血，亦谓之顺传；倘若由肺卫径传心包，出现神志症状

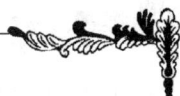

时，可谓之逆传。

关于逆传心包之由，叶氏提到"失治"一点，其他还有下列几点可能：①素体阴虚，感受温邪之后易于传入。②邪气过盛，正气无法抗拒，易于传入。③心肺同居上焦，易于互相影响。因心主血脉，肺朝百脉，生理病理上关系密切，故易于传入。

2. 阐明外感温病的感染途径与证候。叶氏提出："病自外感，治从阳分（指伤寒）。若因口鼻受气，未必恰在足太阳经矣。大凡吸入之邪，首先犯肺，必发热喘咳；口鼻均受邪，先上继中，咳喘必兼呕逆胀。"《临证指南医案·幼科要略》）

说明伤寒之邪，从皮毛而入，温病之邪从口鼻而入，两者的感染途径不同。并指出若从鼻吸入之邪，必先出现呼吸道症状，如发热咳嗽、喘促等上感证候；若由口鼻均受之邪，先上继中，可兼见消化道症状，如呕逆胀等胃肠道证候。在当时具此见解，非熟识病机，不能道出其奥蕴。

3. 提出"卫气营血"四个证型，作为辨证论治纲领。叶氏强调："大凡看法，卫之后方言气，营之后方言血……在卫汗之可也，到气才可清气，入营犹可透热转气，如犀角、玄参、羚羊角等物；入血就恐耗血动血，直须凉血散血，如生地、丹皮、阿胶、赤芍等物。"（《外感温热篇》）

这指出外感温病病势发展情况，由浅入深，由轻而重，按卫气营血递传。当然，临床上可不一定如此。在治法上仅具大纲，但细释其意，邪在卫分的可用辛凉透解，如薄荷、竹叶、牛蒡子、银花、连翘之属，即叶氏之言而有信："风温肺病，治在上焦，宜用辛凉；邪在气分的，可用清气泄热的药物，如栀子、黄芩、蒌根、苇茎之属；邪在营分可透热

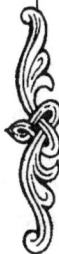

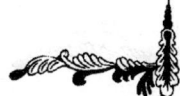

转气或清营泄热,如犀角、玄参、羚角等或清营汤之属;邪在血分的,可用凉血散血,如生地、丹皮、阿胶、赤芍,或犀角地黄汤之属。"

章虚谷在注释中补充"凡温病初感,发热而微恶寒者,邪在卫分;不恶寒但恶热,小便色黄,已入气分矣;若脉数舌绛,邪入营分;若舌深绛,烦扰不寐,或夜有谵语,已入血分矣"。这样卫气营血的症状,可谓具备梗概。章氏在治法上也补充"邪在卫分,汗之宜辛凉解表;清气热不可寒滞,反使邪不外达而内闭,则病重矣;病虽入营,犹可开达转出气分而解,倘若不如此细辨施治,动手便错矣"。王孟英关于气分用药时,"宜展气化以轻清,如栀、芩、蒌、苇之属"。这样,有关卫气营血的症状和治法可渐趋完善。

4. 辨别温病与伤寒的不同点。叶氏提及"伤寒病在足经,以足太阳为首;温病病在手经,以手太阴为首"。又云:"伤寒邪从皮毛而入,温病邪从口鼻而入","伤寒之邪,留恋在表,然后化热入里,温邪则热变最速"。说明两者发病的病因与病机不同。伤寒感受寒邪,起自足太阳膀胱经;温病感受温邪,起自手太阴肺经。伤寒之邪留恋在表,然后化热入里,其传变较缓;温邪则热变最速,其传变较快,且易于耗液伤津。

叶氏在治法上提出:"伤寒以六经论治,温病当以三焦分治","仲景伤寒,先分六经,河间温热,须究三焦",又云:"辨营卫气血虽与伤寒同,若论治法则与伤寒大异也。"指出两者在治法上有所区别。

5. 在诊断上有新的发挥。仲景详于脉诊和腹诊。叶氏在《外感温热篇》中关于辨舌、验齿、辨斑疹、白㾴等方面,占了很大的篇幅。在舌诊方面计有 50 多种,对于疑难危急之症，每有"必验于舌"之句，足见舌诊的重要性。如"其热传营，舌色必绛"；"纯绛鲜泽者，包络受病也"；"绛而光亮，胃阴亡也"；"绛中兼黄白色，气分之邪未尽也"。对于诊断温邪在营分或气营同病与胃津之存亡等，堪作用药的依据。

对"未病先防"之治，叶氏也早有提及，如"其人肾水素亏，虽未及下焦，先自彷徨矣，必验之于舌，如甘寒之中加入咸寒，务在先安未受邪之地，恐其陷入易耳"。与仲景"见肝之病，知肝传脾，当先实脾"同样重要。

叶氏对牙齿与齿龈等方面也很重视。因它与胃肾两者有关，如"看舌之后，亦须验齿，齿为肾之余，龈为胃之络，热邪不燥胃津，必耗肾液"。

关于斑疹方面，叶氏提到"斑出于胃，疹出于肺"，"斑属血者恒多，疹属气者不少"。说明出斑与胃热动血有关，疹多与肺热波及血络有关。在病情变化中，斑疹的出现，由于热逼使然，有"宜见不宜多见"，"皆是邪气外露之象，用药清解可愈"。

白痦方面，叶氏认为与湿热郁于卫气之间，汗出不彻有关。如："白痦小粒如水晶色者，此湿热伤肺"；"湿郁卫分，汗出不彻之故。"

总之，叶氏提出诊察舌色、舌苔、斑疹、白痦等，可诊断热邪的深浅、轻重、津液的存亡，证候的虚实、吉凶等，皆丰富诊断学的内容，补充前人所未及者。

6. 提出"多种治法"为后世治疗热性病所宗。如邪在卫分者，有"辛凉透解"法；邪在气分者，有下列11种。

（1）阳明（胃）热盛，有"清气泄热"法；

（2）腑实热结，有"泄热存阴"法；

（3）邪恋三焦，有"分消走泄"法；

（4）湿蕴下焦，有"淡渗通阳"法；

（5）邪在营分，有"清营泄热"法；

（6）邪在血分，有"凉血散血"法；

（7）邪陷心包，有"芳香开窍法"（清心开窍）；

（8）热伤胃津，有"甘寒生津"法；

（9）热伤肾阴，有"咸寒增液"法；

（10）虚风内动，有"柔润息风"法；

（11）津伤燥热，有"上燥治气，下燥治血"等法；

以上所列诸法，为临床医家所常用。

7. 提出邪入心包，急用牛黄丸、至宝丹等救治，开使用"三宝"的先河。邪入心包，乃温病中危重证候，若救治不及时，后果堪虞。叶氏早有著述："纯绛鲜泽者包络受病，宜犀角、生地、连翘、郁金、石菖蒲等，延至数日，或平素心虚有痰，外热一陷里络就闭，非菖蒲、郁金所能开，须用牛黄丸、至宝丹之类，以开其闭，恐其昏厥为痉也。"（《外感温热篇》）叶氏又在《三时伏气外感篇·论风温》中说："至热邪逆传膻中，神昏目瞑，鼻窍无涕，诸窍欲闭，其势危急，必用至宝丹或牛黄清心丸。"叶氏在《三时伏气外感篇·论暑厥》中提出："夏令受热，昏迷若惊，此为暑厥，即热气闭塞孔窍……牛黄丸、至宝丹，芳香利窍可效。"

上述叶氏认为出现神志症状时，须急用牛黄丸、至宝丹开窍醒神，实开后世使用"三宝"的先河。从此，有关《伤寒论》"谵语"发于阳明以外而无法解释的问题有新的见解，足以补充《伤寒论》的不足。

在温热病中，邪入心包出现神志症状时，可有下列数种证型：①热陷心包证；②热入营血证；③胃热乘心证；④痰浊蒙蔽证；⑤瘀热上攻证。上列诸证均能引致神识障碍，仅浅深、轻重不同程度而已。近年报道：安宫牛黄丸、紫雪丹、至宝丹，具有芳香开窍（对中枢神经系统有兴奋作用）、镇静安神（对中枢神经系统有抑制作用）。兴奋和抑制药物的巧妙配合下，可发挥如下作用：

（1）对调节大脑皮层高级中枢神经系统活动，既有兴奋又有抑制作用；

（2）对改善脑组织血液循环，减轻脑组织缺氧状态，增强脑细胞对各种毒素的耐受力，均有一定的作用；

（3）对脑病的病理改变，即脑细胞水肿、充血、细胞变性以及血管通透性增加等，有明显改善作用；

（4）脑水肿及脑疝出现，安宫牛黄丸、紫雪丹等，有降泄颅内湿浊之效。

8. 提出"风温属实，秋燥属虚"，在理论上提供治疗用药的依据。叶氏在《三时伏气外感篇·论秋燥》提出："秋深初凉，稚年发热咳嗽，证似春月风温证。但温乃渐热之称，凉即渐冷之意；春月为病，犹是冬令固密之余，秋令感伤即值夏月发泄之后，其体质之虚实不同。"说明"风温"与"秋燥"同有发热咳嗽，因时令不同，体质有异，用药自当有别。叶氏谓："温自上受，燥自上伤，理亦相等，均是肺气受病。"对秋燥的治疗："当以辛凉甘润之方，气燥自平而愈，慎勿有苦燥劫烁胃汁。"吴鞠通之用桑杏汤等，实本叶氏之意。

9. 提出"小儿阳浮阴弱，热病最多，忌用消导发散"，力矫时医用药之弊。叶氏祖父精于儿科，名闻远近，而叶氏学有所本，鉴于当时医者每当小儿发热之际，辄用发散清导之剂，每每与病情不合。因此，叶氏在《三时伏气外感篇·论风温》中有"风温忌汗，初病投剂，宜用辛凉，若杂入消导发散，不但与肺病无涉，劫尽胃液……"。又说"幼稚谷少胃薄，表里苦辛化燥，胃汁已伤……"。"小儿热病最多者，以体属纯阳，六气着人气血皆化为热也；饮食不化，蕴蒸于里，亦从热化矣"（《幼科痢疾门》）。又："稚年阴未充，阳易泄"（《幼科温热门》）。

从上所述，足见叶氏对小儿治疗的用药经验。治须针对病情，切勿拘泥于俗见。

10. 提出"养胃阴"之说，以补充李东垣专治"脾阳"之不足。李东垣常用补中益气汤、升阳益胃汤、调中益气汤等统治脾胃阳气不足诸患，叶氏认为不无所偏。因此，他在《临证指南医案·脾胃门·便秘门》提到："纳食主胃、运化主脾"，"脾宜升则健，胃宜降则和，盖太阴湿土，得阳则运，阳明阳土，得阴自安，以脾喜刚燥，胃喜柔润也。仲景急下存阴，治在胃也，东垣大升阳气，治在脾也。"又"舌绛而光亮者，胃阴亡也，急用甘寒濡润之品。"（《外感温热篇》）又："阳明阳土，非甘寒不复。"（《临证指南医案·痹症门》）

叶氏将脾胃两者的功能属性说得很清楚，治疗上两者自应有所侧重，不宜笼统混淆，并举出养胃阴之药，如沙参、麦冬、花粉、扁豆、玉竹、石斛、梨汁、蔗浆之属。故华岫云赞扬说："此种议论，实超出千古"。吴鞠通之益胃汤、五汁饮，实仿于此。

东垣治脾阳，叶氏养胃阴，两者兼备，方得其全。

11. 对"中风"的立论，有超人的见解。中风一证，前人多主"外风"，自宋元以来，认识逐步提高，认为与"内风"因素关系较为密切。如丹溪主痰湿，河间主火盛，缪仲淳主内风暗动等。而叶氏特别提出"肝阳化风"之论。叶氏在《临证指南医案·痉厥门》提出："肝阳化风，上冒为厥。"尔后，对医界产生深远的影响。

叶氏认为本病（类中风）究其原因，是"本虚标实"是痰、湿、风、火等病变过程中的复杂反映，由于肾液之虚，然后导致肝阳上冒，气血逆乱诸候。

叶氏又云："内风乃身中阳气之变动"（《临证指南医案·肝风门》），"阳动内风，用滋养肝肾阴药，壮水和阳"。（《临证指南医案·痰咳门》）可见叶氏对中风的病因、治则都作了中肯的论述。兹附叶氏治疗"类中风"病例一则于下：

龚某，57岁，厥证，脉虚数，病在左躯，肾虚液少，肝风内动，为病偏枯，非外来之邪。药用：首乌、生地、枸杞子、茯苓、天麻、菊花、石斛等。本方具有柔润息风之效。

12."消渴，主以玉泉散"（《叶氏手集秘方·消渴门》）。方药：生地、麦冬、花粉、葛根、五味子、糯米、甘草。临床上按原方加减，对糖尿病有一定的疗效。

以上列举诸项，是其荦荦大端，功绩最著者。欲求全貌，尚有待于日后发掘与探讨。

（刘仕昌）

对吴瑭学术思想的初步研讨

吴瑭，字配珩，号鞠通，为清代江苏淮阴人，著作有《温病条辨》、《吴鞠通医案》及《医医病书》等。其中《温病条辨》为明清医学中温热学派的名著之一，是中医温病学中的一部重要专著，它集中地反映了吴瑭的学术思想，一直为近代医家所推崇，并作为学习和研究温热病学所不可缺少的参考书和必读书之一。书中所有论据和治疗方法，都是明清以来医家的实践经验，颇切实用，书中所创造的一些方剂如桑菊饮、银翘散等，至今仍为医家所广泛应用。

一、明清温热学派的形成、发展及吴瑭的《温病条辨》

中医学关于温病的记载，在现存最早的医书《内经》《难经》等已有论述。如"冬伤于寒，春必病温"，"凡病伤寒而成温者，先夏至日者为病温，后夏至日者为病暑"等。《难经》在论及"伤寒有五"时亦提及"有温病"。在这一时期，对温病的病因、病机、临床表现及某些病名已有所认识，但对其辨证施治，却还没有专门论述。

东汉张仲景在其《伤寒论》中，有"太阳病，发热而渴，不恶寒者，为温病"，"太阳中热者，暍是也。汗出恶寒，身热而渴，白虎加人参汤主之"等论述，并有为后世广泛采用于治疗温病的麻杏石甘汤、白虎汤、三承气汤、白头翁汤等。由于《伤寒论》是论述外感病的第一部专著，对后世的影响极大，形成了一个伤寒学派。一些医家甚至认为《伤寒论》中已概括了温病学的内容，在温病的治疗上，也承袭《伤寒论》的方法。这样，在一定程度上，就束缚了温病学的发展，使温病学说在很长的历史时间内，不能脱离《伤寒论》的框框而独立形成体系。

晋唐时期对温病的认识有所发展，如晋·王叔和提出伏气温病的观点及"时行之说"，隋·巢元方指出温病有"转相染易"的流行特点，唐·孙思邈《备急千金要方》和王焘·《外台秘要》收载了一些治温病的方剂等，但这一时期温病学的发展甚为缓慢。

金元时期，一些医家提出了"古方新病不相能"的主张，打破了自晋唐以来医学界泥古守旧的局面，推动了祖国医学其中包括温病学的发展。金代刘完素（河间）提出"六气皆从火化"，提出以寒凉药治疗热性病的见解，并运用双解散、凉膈散、天水散（六一散）、黄连解毒汤等方剂治疗热性病，为温病学说的形成奠定了基础。元·王安道在所著《医经溯洄集》一书中明确地指出了温病与伤寒的不同，他说："伤寒即发于天令寒冷之时，而寒邪在表，闭其腠理，故非辛温之剂，不足以散之。……温病、热病发于天令暄热之时……无寒在表，故非辛凉或苦寒或酸苦之剂不足以解之。"然而，金元时期对温病的治法用药尚未能摆脱辛温发散的框框，如双解散中仍用麻黄、防风、苍术等药，而且温病学说也未能形成完整的理论体系。

到了明清时期，可以说是温热学说的全盛时期。由于战乱频繁，人民流离失所，疫病流行更为猖獗。明清时代，据不完全统计，明代从 1408～1643 年，大疫流行 39 次，清代 267 年中竟流行 328 次之多。我国劳动人民在与传染病作斗争的过程中，温病学说也在广泛的临床实践中逐渐形成和发展起来，温病著作大量涌现，理论渐趋完善，终于摆脱了《伤寒论》的束缚而形成独立的体系，形成了明清温热学派。

有的医家把祖国医学各医学流派分为河间学派、易水学派、伤寒学派和温热学派，而又将温热学派分成形成、发展和成熟的三个阶段。在第一阶段，"外感宗仲景，热病用河间"，刘元素为奠基人；第二阶段，从明末吴又可《温疫论》开始，代表医家有戴天章，余霖等人；第三阶段，即成熟阶段，此时著名温病医家及著作云集，有叶天士、薛生白、吴鞠通、陈平伯、王孟英等人，著作包括《温热论》《湿热病篇》《温病条辨》《外感温热篇》及《温热经纬》等。可见在明清温热学派的形成和发展中，吴氏的《温病条辨》是作为温热学派成熟阶段的成果之一而出现的。它是一部理、法、方、药系统而完整的温病学专著，有很高的理论价值和实用价值，一直为后世医家所推崇。

在明清温热学派中，明代汪石山、吴又可，清代叶天士、薛生白、吴瑭、王孟英、杨栗山、陈平伯、雷少逸、余霖（师愚）等均有各自的著作和贡献。汪石山打破了"伏气温病"的局限，首创"新感温病"说；吴又可著《温疫论》，认为温疫之为病，乃天地之间的一种异气所感，他称这种异气为"戾气"，首创"戾气"说，并提出温疫的传变途径是"自口鼻而入"的观点，突破了外邪伤人皆从皮毛而入的旧框框；杨栗山在所著《伤寒温疫条辨》中，创立了升降散等治疗温病十五方，有较高的实用价值，颇得一些医家的推崇。限于篇幅，余不赘述。下面着重谈谈对吴瑭学术思想影响较大的叶天士。

叶天士在其《外感温热篇》(《温热论》)、《三时伏气外感篇》及《临床证指南医案》等著作中，为温病提供了理论依据和辨证施治纲领，是温病学的重要文献。叶氏明确地指出了温病发生、发展的机理及各个不同阶段的治疗原则，创立"卫气营血辨证"，阐明了温病由浅入深的传变层次及温病的辨证施治规律。在温病的诊断上，叶氏总结和发展了前人的经验，对望舌、验齿、辨斑疹、白㾷也有其独到之处。此外，叶氏提出辛凉透解、清泄气热、凉血散血、凉心开窍、甘寒生津、咸寒增液、柔润息风、分消走泄、淡渗通阳及上燥治气、下燥治血等多种治法，为后世治疗热性传染病所宗。他提出"风温属实，秋燥属虚"，在理论上为其提供了用药的依据。叶氏提出"小儿阳浮阴弱，热病最多"，忌用消导发散，力矫时医用药之弊；叶氏提出"养胃阴"之说，补东垣专治"脾阳"之不足；叶氏对消渴主以玉泉散，用治糖尿病，效果不错。对"中风"立论，叶氏有超人的见解，对肝阳化风，非外来之邪者采用柔润息风、养阴潜阳的治法，临床收效甚佳。叶氏还提出"神昏目瞑，急用至宝丹或牛黄清心丸救治"，为后世用牛黄三宝治昏谵证之先河。所有这些，对后世温病学的发展都起了巨大的作用，也给吴瑭学术思想以很大的影响。

清代薛生白，与叶天士齐名，世传《湿热条辨》者（《湿热病篇》），虽尚不能明确地证实确系薛氏所作，但毕竟是一篇研究湿热病证较系统而完整的文献，具有临床现实意义，所以当时亦颇为风行。

叶薛之说虽颇极一时之盛，毕竟尚无专书出现，足以代表叶薛之说的专书，实自吴瑭的《温病条辨》始。

吴瑭生于清乾隆嘉庆（1736～1820年），据近人考证，认为吴氏生于1758年（清乾隆二十三年），卒于1836年（道光十六年），享年79岁。由于吴氏经历了多次温热病的流行，亲人亦有死于温病者，这就激励了他专志于温热病的研究。从《素问·热论》诸篇，以及张仲景的《伤寒论》，吴又可的《温疫论》辨证立法制方都极严谨。他说："若真能识得伤寒，断不致疑麻桂之法不可用；若真能识得温病，断不致以辛温治伤寒之法治温病。"他看到了吴又可的《温疫论》，认为其"议论宏阔，实有发前人所未发"，然而"细察其法，亦不免支离驳杂，大抵功过两不相掩，盖用心良苦，而学术未精也"，认为其"卸却伤寒，单论温病，而立论不精，立法不纯"，于是他"遍考晋、唐以来诸贤议论"，认为"非不珠璧琅，求一美备者，盖不可得"。后来又见到叶天士治疗温热的种种方法，颇为折服，谓其"持论平和，立法精细"，但认为"叶氏吴人，所治多南方证，又立论甚简，但有医案散见于杂证之中，人多忽之而不深究"。于是吴氏下决心写一部温病专书，他"慨然弃举子业，专事方术……因有志采辑历代名贤著述，去其驳杂，取其精微，间附己意，以及考验，合成一书，名曰《温病条辨》，然未敢轻而落笔"。"……故历取诸贤之妙，考之《内经》，参与心得"，采取《伤寒论》以条文分证的形式，著成《温病条辨》一书，并于条文之后自加注解，"俾纲举目张，一见了然，并免后人妄注，致失本文奥义"。

应该肯定，吴氏在温病学上是有很大贡献的。吴氏提出区别伤寒和温病的发病原因，提出伤寒原于水，温病原于火的论点。认为"温者火之气"，温邪自口鼻而入，鼻通于肺故初起多有肺卫之症状，治法亦多用辛凉、甘寒等法。

其次，吴氏以脏腑分属三焦，作为辨证施治的纲领。吴氏提出："温病由口鼻而入，鼻气通于肺，口气通于胃，肺病逆传则为心包。上焦病不治则传中焦，胃脾也；中焦病不治则传下焦，肝与肾也，始上焦，终下焦。"吴氏以三焦为纲，病名为目，论述了风温、湿温、温疫等九种温病的证治，对后世有很大指导意义。

再者，吴氏立清热养阴为温病治疗总则。吴氏指出："温病小便不利者，淡渗不可与也，忌五苓、八正辈。"提出"治上焦如羽（非轻不举），治中焦如衡（非平不安），治下焦如权（非重不沉）。"作为三焦温病的治疗原则，为临床处方用药提供了理论依据和规范。

此外，吴氏还吸取前人经验，归纳出清络、清营、育阴等各种治疗法则，创立了银翘散、桑菊饮、清营汤、大定风珠等方剂，使温病学说在理、法、方、药各方面更加系统和完善。所有这些，本文还将在下面作进一步的阐述。

二、关于"寒病之原于水，温病之原于火"

吴瑭认为伤寒、温热二病病机最根本的区别在于寒病之原，原于水；温病之原，原于火。伤寒病的寒邪，为水之气，膀胱者，是水之府，寒邪先伤足太阳膀胱经，是以水病水。温热病的温邪，是火之气，肺者，为金之脏，温热先伤手太阴肺经，是以火乘金。吴瑭的这种伤寒温热水火阴阳论在《温病条辨》上焦篇第二条自注里阐述得很清楚："伤寒由毛窍而入，自下而上，始足太阳。足太阳膀胱属水，寒即水之气，同类相从，故病始于此。古来但言膀胱主表，殆未尽其义，肺者，皮毛之合也，独不主表乎！治法必以仲景六经次传为祖法。温病由口鼻而入，自上而下，鼻通于肺，始手太阴，太阴金也，温者火之气，风者火之母，尚未有不克金者，故病始于此，必从河间三焦定论。再寒为阴邪，虽《伤寒论》中亦言中风，此风从西北方来，乃觱发之寒风也，最善收引，阴盛必伤阳，故首郁遏太阳经中之阳气，而为头痛身热等证。太阳阳腑也，伤寒阴邪也，阴盛伤人之阳也。温为阳邪，此论中言伤风，此风从东方来，乃解冻之温风也，最善发泄，阳盛必伤阴，故首郁遏太阴经中之阴气，而为咳嗽自汗口渴头痛身热尺肤热等证。太阴阴脏也，温热阳邪也，阳盛伤人之阴也。阴阳两大法门之辨，可了然于心目间矣。"

　　吴氏清楚地认识到伤寒是由皮毛之表而入于里，先太阳而后阳明、少阳、太阴、少阴、厥阴，故诊治必须遵循仲景六经证的纲领。温热循口鼻而犯肺卫，是火来克金，先上焦而后中焦、下焦，故诊治不用六经，而当用刘河间的三焦分证法。六经三焦，一从横看，一从竖看，一横一纵，互为对待。这样，不但不晦于仲景的立法而且还羽翼了《伤寒论》之未备，可使万病诊法不出此一横一纵之外。至于寒温二气，又具备伤阳伤阴的特点，吴瑭在治法上又提出了原则上的区别，即"伤寒伤人身之阳，故喜辛温、甘温、苦热，以救其阳。温病伤人身之阴，故喜辛凉、甘寒、甘咸，以救其阴。"凉、寒、咸等，均属于水之气味，故分别用以清温救阴，最是吴氏在临床上运用的活法。

　　吴氏还指出："天地与人之阴阳，一有所偏，即为病也。偏之浅者病浅，偏之深者病深；偏于火者病温病热，偏于水者病清病寒，此水火两大法门之辨，医者不可不知。烛其为水之病也，而温之热之；烛其为火之病也，而凉之寒之，各救其偏，以抵于平和而已。非如鉴之空，一尘不染，如衡之平，毫无倚着，不能暗合道妙，岂可各立门户，专主于寒热温凉一家之论而已哉！"

　　综上所述，可以看出吴瑭温热学说体系的形成，主要是以分辨阴阳水火的理论作为主导思想的。他体验到火能克金，而温热先伤上焦，便采用了三焦辨证纲领，以有别于伤寒六经分证；体验到阳能伤阴，而温热药最易耗液，便倡导了养阴保液之法，以有别于伤寒之着重扶阳保阳，这都是他在《温病条辨》中比较突出的特点。

三、关于三焦病机及其与卫气营血辨证的关系

吴氏对温热的病机，认为是随三焦而变化的。所以他对风温、温热、温疫、秋燥诸病，都分成上焦、中焦、下焦来论述。不过他虽然沿用了《内经》三焦之名，却未尽用《内经》三焦之实。《内经》所言三焦，多半在讨论他的生理功能和病理变化；而吴氏所言三焦，只取了《灵枢·营卫生会篇》三焦分部的意义，用来区分温病整个发展过程中的三个阶段，借以掌握病情的传变趋势，分述其不同的变化和特征。如他说："温病自口鼻而入，鼻气通于肺，口气通于胃，肺病逆传，则为心包。上焦病不治，则传中焦，胃与脾也；中焦病不治，即传下焦，肝与肾也。始上焦，终下焦。"说明了上焦病主要是指肺与心包络而言，下焦病主要是指肝肾而言。由此可见，吴氏应用三焦与仲景应用六经、叶桂（天士）运用卫气营血的意义，实无二致，都是掌握病机、归纳脉证、区别证候，从而作为进一步辨证施治的重要依据的。因而吴氏三焦，不仅与仲景六经对待有一纵一横之妙，且与叶氏卫气营血的分辨，亦有相辅相成的作用，所以吴氏于温病亦论卫气营血。

祖国医学对温病的分类，由于时令的不同，因素的夹杂和症状的特异。有春温、暑温、秋燥、冬温、风温、湿温、温疫等不同。如以风温为例，风温的辨证论治，有的学者认为可以将其分为恶风、化热、入营、伤阴四个时期，这是整个发病过程中的四个阶段。在辨证施治上，叶天士提出卫气营血，吴鞠通创立三焦分证之说，两者纵横交织，形成了温病辨证施治的特有体系，尽管近代医家大多赞同以卫气营血作为温病的辨证纲要，但温病的这两种辨证施治方法是应相

互补充而不应相互代替的。温病的"卫气营血"传变规则可以顺传，就是由卫经气经营至血；亦可逆传，即由卫直入营或血。就其病变发展规律来看，各种类型的温病可以独立存在，各个阶段可以顿挫而不传，可以顺传而由卫气入营血，可以暴发而逆传心包，可以好转转而透热转气，这些都受病邪性质，体质强弱及治疗措施等的影响而变化。

三焦传变也是这样，虽然按顺序有从上焦、而中焦、而下焦的传变，但不是说每一温病必依次相传。如"手太阴暑温，发汗后，暑证悉减，但头微胀，目不了了，余邪不清者，清络饮主之"。这是邪气轻微，在上焦即欲自解之候，故用清络饮的轻剂，以清余邪。上条文后接着说："邪不解而入中下焦者，以中下法治之，"说明失治或误治的传变。因此我们诊治疾病必须详察病机，谨防其变。正如《难经》所说："见肝之病，则知肝当传之于脾，故先实其脾气。"与卫气营血辨证的卫气同病，气营两燔或热灼营血等情况一样，三焦辨证中亦有一时三焦俱急的，如"温病三焦俱急，大热大渴，舌燥，脉不浮而躁甚，舌色金黄，痰涎壅甚，不可单行承气者，承气合小陷胸汤主之。"此时上焦之邪恶仍在，便又侵入中焦阳明，大热大渴，脉躁苔焦，燥热之极，竟同时煎熬下焦肾水，便当急去邪热，才能保存津液，使用小陷胸合承气汤，尽涤上中下三焦热邪，使之一齐俱出，是为急病急方之法。

由上可知，叶天士的卫气营血辨证与吴鞠通的三焦辨证是各有其所长，是互为补充的。它们都是根据温病的病机，掌握其证候出现的规律，而加以总结的理论，是温病学的理论核心。这种理论用于诊治温病时，可以选用其中一种，亦可以互相参证。

四、清热养阴法的确立及其在临床中的意义

吴瑭认为温热病"其有阳气有余，阴精不足，又为温热升发之气所铄，而汗自出，或不出者，必用辛凉以止其自出之汗，用甘凉甘润，培养其阴精为材料，以为正汗之地，本论之治温热是也。"本论始终以救阴精为主。吴氏在《温病条辨》通篇著作中，用药重在清润，着眼于救阴液，具体地提出了清络、清营、育阴等治法。例如他用清络饮治暑温余邪，既曰余邪，其不能用重剂可知。但所余之邪却又深留于络，不用深透浅出之品则不能胜其任，于是他选用辛凉芳香诸品，以组成清络饮方；复用咸寒苦甘诸品，以制成清营汤方。前者取其芳香清轻之力以化湿浊，后者取其甘润寒凉之用清而养之。又如同一清营汤方之证，由其不烦渴，知其热入而未深，故又有去黄连法。其间深浅程度的掌握，真有"不容一发"之感。温热病之应养阴，亦夫人得而知之，但究应如何育养，亦惟吴瑭最有成熟的经验。试以其所制一甲、二甲、三甲复脉汤而言。当下后阴虚而防滑脱者，则用一甲养而涩之；当阴虚而阳不潜者，则用二甲养而镇之；当阴虚而不能上济于心者，则用三甲养而济之。养阴则一，却有涩、镇、济之不同。同一加减复脉汤，仅在牡蛎、鳖甲、龟板三种同类药物之间做了一些调整，其不同的效用若此，非学识与经验并富者，实不足以窥其堂奥。又如，吴瑭对叶桂"温邪在肺，其合皮毛，用辛凉轻剂的桑菊饮，辛凉重剂的白虎汤"，这样虽是同在气分的病变，银翘散侧重化气分之秽，桑菊饮侧重降气分之逆，白虎汤侧重清气分之燥，颇能尽其"一隅三反"的妙用。叶桂临证，往往信手遣药，而不名方，但经过吴氏的匠心巧运，却一一组成了若干效用卓

著的名方。如桑菊饮，化裁于叶桂治秦某风温的处方（石膏、生甘草、薄荷、桑叶、杏仁、连翘）；清宫汤，化裁于叶桂治马某温热的处方（犀角、生地、丹皮、竹叶、元参、连翘）；连梅汤，化裁于叶桂治顾某暑病的处方（阿胶、小生地、麦冬、人参、小川连、乌梅肉）。由此可见，吴瑭无论在温病的病机、辨证、治法、方药等各个方面，使叶桂原有的内容，都有了很大程度的提高。

在近现代温病临床上，清热养阴法引起了很多学者的注意，并在临床上广泛应用着。有的学者指出："温热病最易耗损体液，伤阴劫津。津液是人体重要物质之一，属'正气'范围，具有抗御外邪的作用。根据祖国医学阴阳学说而论，津液属阴分，温热为阳邪，在病理上的阴阳矛盾、邪正斗争过程中，阴液容易为阳邪所消耗。因此，在温热的病变过程中，必须密切注意阴分是否受损和受损的程度。就算在发病初期，便当注意卫护。若在中、后期，更应诊察阴分受损的情况而采用生津养阴或滋液救阴。这与现代医学重视机体的失水而采取补液措施，有其相似的重要意义。"有的学者通过临床用滋阴疗法及输液对比，对某些病例进行观察，认为："补液寓有滋阴之意，但补液不等于滋阴，补液更不能代替滋阴。同样，在紧急用药情况下，滋阴亦不能代替补液。"尽管目前这种观察及研究方法仍有许多值得商榷之处，但也说明清热养阴法在现代温病临床上是引人注意的问题之一，足见清热养阴法的确立对温病学发展的影响。

五、吴瑭对温病治法方药的贡献

吴氏在创立三焦辨证，提出三焦温病治疗总则的同时，还应用这些原则作指导，制订了许多行之有效的方和法。在《温病条辨》全书六卷中，共238法（条），198方，其中153方分析其性味而应用。如清暑益气汤为辛甘化阳，酸甘化阴复法，新加香薷饮方为辛温复辛凉法等，对辨证和治疗具有一定的指导意义。若邪在上焦，肺经受邪，药用辛凉法，如桑菊饮、银翘散之类；邪在中焦，药用苦寒，或用苦咸寒的承气汤辈急下存阴，或用辛开苦降以化湿浊；邪在下焦，或用甘酸咸寒增液，或用甘酸化阴，咸寒救阴等法，如增液汤、沙参麦冬汤、加减生脉散等。

吴氏很强调辨证要正确。他说："着眼处全在认证无差，用药先后缓急得宜，不求识证之真，而妄议药之可否，不可与言医也。""后世之失，一失于测证无方，识证不慎，再失于有方无法，本论于各方条下，必注明系用《内经》何法，俾学者知先识证，而后有治病之法，先知有治病之法，而后择用何方，有法同而方异者，有方似同而法异者，稍有不慎，即不见效，不可不详察之。"

吴氏对药量及服药法也是很讲究的。他说："盖药必中病而后可，病重药轻，见病不愈反生疑惑；若病轻药重，伤及无辜，又系医者之大戒。""医者全在善测病情，宜多宜少，胸有确见，然后依经训约之，庶无过差也。"又如对清余邪，吴氏说："既曰余邪，不可用重剂明矣，只以芳香轻药清肺络中余邪足矣。倘病深而入中下焦，又不可以浅药治深病也。"吴氏在辛凉平剂银翘散方下说："盖肺位最高，药过重，则过病所，少用又有病重药轻之患，故从普济消毒饮时时清扬法。今人亦有用辛凉法者，多不见效，盖病大药轻之故，一不见效，随改弦易辙，转去转远，却不更张，缓缓延至数日后，必成中下焦证矣。"

吴瑭尤其对温病治法有诸多论述和发展。他说:"法有定而病无定。如温病之不兼湿者,忌刚喜柔;愈后胃阳不复,或因前医过用苦寒,致伤胃阳,亦间有少用刚者;温病之兼湿者,忌柔喜刚;湿退热存之际,乌得不用柔哉。全在临证者善察病情,毫无差忒也。""湿为阴邪……其性氤氲黏腻,非若寒邪之一汗而解,温热之一凉则退,故难速已。……湿温较诸温,病势虽缓而实重,上焦最少,病热不甚显张,中焦病最多,以湿为阴邪故也,当于中焦救之。"

由于吴氏重视清热养阴,时时顾护阴液,而汗又为心液,故吴氏对汗法有许多精辟的论述。吴氏说:"温病忌汗,汗之不惟不解,反生他患。盖病在手经,徒伤足太阳无益;病自口鼻吸受而生,徒发其表亦无益也。……温病最善伤阴,用药又复伤阴,岂非为贼立帜乎?""可见病温者,精气先虚,此方(指银翘散)之妙,预护其虚,纯然清肃上焦,不犯中下,无开门揖盗之弊,有轻以去实之能,用之得法,自然奏效,此叶氏立法,所以迥出诸家也"吴氏还说:"伤寒非汗不解,最喜发汗;伤风亦非汗不解,最忌发汗,只宜解肌,此麻桂之异其治,即异其法也。温病亦喜汗解,最忌发汗,只许辛凉解肌,辛温又不可用,妙在导邪外出,俾营卫气血调和,自然得汗,不必强责其汗也。若暑温、湿温则又不然,暑非汗不解,可用香薷发之,发汗之后,大汗不止,仍归白虎法,固不比伤寒伤风之漏汗不止,而必欲桂附护阳实表,亦不可屡虚其表,致令厥脱也,观古人暑门有生脉散法,其义自见。"

如前所述,吴氏用药重在清润,着眼于救阴液,具体指出了清络、清营、育阴等治法,而对温病的下法,吴瑭尤有其独特的发挥和创造。吴氏在大、小承气及调胃承气汤各法的基础上，增加了护胃、宣白、导赤、牛黄、增液各承气和新加黄龙等法，使下法更趋完善。如吴氏说："阳明下证，峙立三法：热结液干之大实证，则用大承气；偏于热结而液不干者，旁流是也，则用调胃承气；偏于液干多而热结少者，则用增液，所以顾护其虚，务存津液之心法也。"又如"下后数日，热不退，或退不尽，口燥咽干，舌苔干黑，或金黄色，脉沉而有力者，护胃承气汤微和之；脉沉而弱者，增液汤主之。"阳明温病，下之不通，其证有五：应下失下，正虚不能运药，不运药者死，新加黄龙汤主之。喘促不宁，痰涎壅滞，右寸实大，肺气不降者，宣白承气汤主之。左尺牢坚，小便赤痛，时烦渴甚，导赤承气汤主之。邪闭心包，神昏舌短，内窍不通，饮不解渴者，牛黄承气汤主之。津液不足，无水舟停者，间服增液，再不下者，增液承气汤主之。"所有这些都是吴氏对承气汤法应用的发展。此外，吴氏用疏通邪热闭结血分证之桃仁承气汤甚或抵当汤治蓄血，用荡涤三焦之邪的承气合小陷胸汤治温病三焦俱急、不可单行承气者，均是吴瑭对下法的灵活应用。

吴氏在应用温病下法，尤其是承气法的同时，尤其强调要分清是阳明腑实之证，还是心包络之谵语，以免误治。吴氏说："下利谵语，柯氏谓肠虚胃实，故取大黄之涤胃，无庸芒硝之润肠。本论有脉实、脉滑疾、脉不实之辨，恐心包络之谵语而误以承气下之也，仍主芳香开窍法。""温病谵语，有因燥屎，有因邪陷心包，一则温多兼秽，二则自上焦心肺病，无汗，小便不利，谵语者，先与牛黄丸；不大便，再与调胃承气汤。"

必须指出的是，吴氏对安宫牛黄丸、紫雪丹、至宝丹（后世称之为"牛黄三宝"）的应用是非常注重而应用自如的。牛黄三宝即使在当代温病临床上，尤其在昏谵证的治疗上仍不失为三宝，有其独特的功能和疗效，据现代药理研究证实：牛黄、羚羊角有明显退热、镇静和抗惊厥作用，麝香、冰片有兴奋及强心作用。

经过长期实践使用证明：安宫牛黄丸、紫雪丹、至宝丹等药物对高热神昏谵语等症，临床上疗效显著，不容忽视。

综上所述，可以看出，吴瑭对温病的治法及方药，也是确有其独特的贡献的。

六、吴瑭对温病学的卓越发挥与叶天士学说的关系

前面已述，足以代表叶（桂）薛（雪）之说的专书，实自吴瑭的《温病条辨》。尽管"看来，吴瑭并未见着叶桂的《温热论治》，仅看到华岫云所辑《临证指南》一类医案而已"，但当时叶薛之说"颇极一时之盛，吴氏之说显然也是受到叶氏之说影响的。吴氏伤寒温热水火阴阳论，三焦病机说及清热养阴法的确立都是吴氏对温病学卓越的发挥，于辨治温热病，实有很高价值，而且这些发挥，也是在前人基础上发展起来的，尤其是与叶桂的学说不能截然分开。可以说，在许多方面，吴氏之说实际上是导源于叶氏的。例如，三焦辨证，清热养阴诸法，叶桂均已倡之于前，吴氏通过临床经验，经过分析推理，提高为具体指导临床运用的理论。又如对叶桂关于"温邪上受，首先犯肺，逆传心包"的论点，吴氏则认为这主要是指风温而言。盖温者火之气，风者火之母，火未有不克金者，故温病由口鼻而入，鼻通于肺，未有不首先犯手太阴的。所以吴氏在《温病条辨》中"凡病温者，始于上焦，在手太阴"，并对叶桂"温邪在肺，其合

皮毛，用辛凉轻剂"的治法，结合吴氏自己的实践研究，而发挥出银翘散之辛凉平剂、桑菊饮之辛凉轻剂、白虎汤之辛凉重剂来。这样虽同是在气分的病变，银翘法在化气分之秽、桑菊法在降气分之逆、白虎法在清气分之燥，可谓灵活多变而切中病情。吴氏对叶桂提出"逆传心包"之变，则详细补充了其证候，如"神昏谵语""舌蹇肢厥"等。有的还举出具体证治，如"神昏谵语者，清宫汤主之，牛黄丸、紫雪丹、局方至宝丹亦主之""邪入心包，舌蹇肢厥，牛黄丸主之，紫雪丹亦主之"。又如叶氏提出："或其人肾水素亏，虽未及下焦，先自彷徨……务在先安未受邪之地……"。吴氏则指出："温病最善伤精，三阴实当其冲。如阳明结则脾阴伤而不行，脾胃脏腑切近相连，夫累及妻，理固然也，有急下存津液一法。土实则水虚，浸假而累及少阴矣，耳聋不卧等证是也。水虚则木强，浸假而累及厥阴矣，目闭痉厥等症是也。此由上及下，由阳入阴之道路，学者不可不知。"具体分析了邪入肝肾，出现邪少虚多，真阴被劫等证候，并主以加减复脉汤为治。

因此可以说，吴氏学说导源于叶桂，并发展了叶氏学说。吴氏在温热病的病机、辨证、治法、方药各个方面，把叶桂原有的内容，都作了很大程度的提高和深化。

七、吴瑭学说对后世温病学发展的影响

前面已述，祖国医学温热学派到明清时期已发展到成熟阶段，吴瑭《温病条辨》一书集温热学说之大成，使温热病学的理论和实践进一步完善和系统化，因此吴氏学说对后世温热病学的发展亦产生了深远的影响。吴瑭《温病条辨》是一部理法方药系统完整的温病学专著，有很高的理论价值和

实用价值，一直为后世温病学者所推崇，书中的一些治疗方法也一直为温病临床所广泛应用。

有的学者认为，吴氏《温病条辨》这一著作"为温病学独立于伤寒之外而成为系统的学科立下了汗马功劳"，"叶氏著作使温病学具有雏型，吴氏条辨使温病学成型，王孟英《温热经纬》为《温病条辨》的补充作品。现代之称'温病学'与《温病条辨》的书名有关。"

吴氏在温病的发病上，还注意到温病的发生与外界的气候有关，与社会的环境亦有关。吴瑭在《温病条辨》原病篇自注云："盖时和岁稔，天气以宁，民气以和，虽当盛之岁亦微；至于凶荒兵火之后，虽应微之岁亦盛……"对温病的病因之要，吴氏认为有"伏气"为病，亦有"现行之气"及"非其时而有其气"，此乃温病之"常"以及"变"。他说："按伏气为病，如春温、冬咳、温疟，《内经》已明言之矣，亦有不因伏气，乃司天时令现行之气，如前列《六元正纪》所云是也。此二者，皆理数之常者也。更有非其时而有其气，吴又可所云戾气，间亦有之，乃其变也。惟在司命者善查其常变而补救之。"这种重视时令气候及社会因素对疾病发生和传播具有影响的观点，与传染病学的看法很有相似之处。吴氏以三焦辨证为主，结合温热病发病季节特点，将温病分为风温、温热、温疫、温毒、暑温、湿温、秋燥、冬温、温疟等九种；在治疗上，吴氏创用清热养阴、凉血解毒等大法，大大地丰富和提高了对急性传染病的治疗效果，为传染病的辨证与治疗寻到了确实有效的方法，对传染病的治疗作出了贡献。现代温病学教材，如1979年上海科学技术出版社出版、全国高等医药院校试用教材中医专业用《温病学》仍是采用风温、暑温、秋燥、温毒等病名，全书80

个方剂中来自或引自《温病条辨》的，就有 36 首之多，占 45%，足见吴氏学术思想对后世温病学影响是甚为深远的。

八、后世一些医家对吴瑭某些观点的异议

上面已述，吴氏学术思想有许多难能可贵之处。无庸否认，吴氏学术思想也有一些不足之处。如有的学者指出，吴氏以三焦为纲，病名为目，把卫气营血辨证穿插到三焦辨证之中，这就使其眉目不清，纷繁复杂，给初学者带来阅读上的困难，此为其美中不足之处。但从另一方面来说，三焦辨证毕竟是吴氏对温病学的贡献之一，它从纵的方面反映了温病的传变规律及其与相应脏腑的关系，给温病学的研究和应用又开拓了一条新的思路。

对吴氏《温病条辨》贬之较多的有王孟英、叶霖等人。王孟英在《温病条辨·难产解题词》后的按语中说："条辨中可议处甚多……读者勿徒随波而逐流也。"他还抨击吴瑭"界划三焦"；而叶霖在《增补评注温病条辨》一书中的许多条文后加按语说："此剽窃叶案，杜撰方名"等。吴氏在自序中已申明："因有志采辑历代名贤著述，去其驳杂，取其精微，间附己意，以及考验，合成一书，名曰《温病条辨》"，那么吴氏吸取叶氏经验，结合自己的实践研究，对临床行之有效的处方略作进退，冠以方名，这种做法不但无可非议，而且对后学者有利。

至于《温病条辨》既云"本论方法之始，实始于银翘散"，但该书第一首方却用了桂枝汤，实在有点自相矛盾，正如有的学者指出，因为历代把张仲景奉为医中的"圣人"，《伤寒论》是"医圣"的经典著作，桂枝汤是《伤寒论》的第一张方子，《温病条辨》也把它列为首方，体例形式上存有一些崇古之意。吴氏受当时的崇古的习惯势力所为，未敢表里内外地彻底冲破此藩篱。

总的说来，这些不足与吴瑭的贡献相比，毕竟是次要的。我们不能过多地苛求古人。温病学还需要进一步发展和完善，在各项科学事业蓬勃发展的今天，继承、整理和提高中医温病学术理论和实践水平的重任，历史地落在我们肩上。进一步研究和探讨吴瑭的学术思想，必定会对温病学的发展起推动作用。我们必须贯彻党的中医政策，群策群力，为继承和发扬祖国医药遗产作出应有的贡献。

九、结语

本文从八个方面简要地论述了吴瑭的学术思想。吴氏学说集温病学说之大成，为温病学的发展作出了卓越的贡献。它既导源于叶氏学说，又在温病的病机、辨证、治法、方药各方面把叶桂原有的内容进一步提高和深化，对后世温病学的发展产生了深远的影响。

吴氏学术思想也存在一些不足之处，但这些与吴瑭的贡献比起来，毕竟是次要的方面。进一步研究和探讨吴瑭学术思想，对提高温病学理论和实践水平仍有重大的意义。

（刘仕昌　涂泰旺）

叶天士小儿温病学说初探

叶天士是清代著名温病学家，他不但对中医温病学自成体系做出了卓越的贡献，而且把温病理论应用于临床各科，有着较大的影响。其中，他所著的《幼科要略》一卷，是他在 40 多年医疗实践中，研究小儿温病理论和临床的成功之作。徐灵胎赞曰："此卷论幼科及看痘之法，和平精切，字字金玉，可法可传，得古人之真诠而融化之，不愧名家。"本文试从该卷的精辟论述中，对叶氏小儿温病学说作初步探讨。

一、阐发小儿温病病理特点

温病是由温邪引起的多种急性外感热病的总称，其病因是外感温邪，具有传染性、流行性、季节性等特点，其病变有一定的规律。由于小儿脏腑稚嫩，形气未充，故罹患温病，在临床上有其特殊的表现。

1. 纯阳之体，热病最多：《颅囟经》把小儿呼为纯阳。这既说明小儿生机蓬勃、发育迅速的生理特点，又揭示在病理上阳常有余的表现，不论是外感或内伤都易热化而致病。故《幼科要略》开宗明义："襁褓小儿，体属纯阳，所患热病最多。""小儿热病最多者，以体属纯阳。六气著人，气血皆化为热也；饮食不化，蕴蒸于里，亦从热化矣。""惊恐内迫，五志动极皆阳。"在明清时期，时有传染病流行，小儿热病固然最多，就是在现今的临床实际中，小儿中多数疾病确实极易趋向热化。

2. 稚阴之躯，津液易伤：小儿较之成人，不仅机体各脏腑器官的生理功能未臻健全，而且精、津液等物质相对不足。温邪属阳，本易化燥伤阴，且"小儿阴气未充，外感之风温、风热、风火以及寒邪化热并燥火诸证，最易伤阴"，因而显现出"阳热易亢，阴液易乏"之病理特点。吴鞠通认为"小儿稚阳未充，稚阴未长"，治疗上持"存阴退热为第一妙法"等说,盖受此启迪。

3. 内外相因,由肺及胃:肺主气司呼吸,开窍于鼻;脾胃主运化,开窍于口。小儿肺胃尚属脆弱,卫外未固,运化欠健,温邪每易由口鼻或皮毛而入,内外相因而发病。由于"肺位最高,邪必先伤",故"大凡吸入之邪,首先犯肺,发热咳喘"。临床上小儿温病属肺系者是很多见的。根据四川省八个地区 20 个医院收治的小儿住院病人 327 例和 847 例调查分析资料来看,呼吸系统疾病实属最多。温邪内侵,并非一成不变。肺居上焦,胃位中焦,在生理上互相为用,在病理上互相影响。故叶氏认为:"口鼻均入之邪,先上继中,咳喘必兼呕逆胀。"这说明温邪在一定条件下可由肺传于胃,由表及里,由浅入深,诚为小儿温病传变方式之一。

4. 入心动风,神昏痉厥:温邪易入心动风而致昏痉之症,乃温病病理特点之一,在小儿温病中尤为突出。小儿幼稚质薄神怯,心神不足,包络空虚,若热邪亢盛,或失治误治,热邪易于内犯心包,出现昏谵等危证。故叶氏提醒幼科:"盖足经顺传,如太阳传阳明,人皆知之,肺病失治,逆传心包络,幼科多不知者。"又因稚年受温邪,最易阴亏津耗,阴伤则血不营筋,液伤则脉络滞涩,热盛能引动肝风,出现痉厥之证。现认为神昏惊厥多属神经系统的病变。据有人统计,近年来小儿神经系统的传染病已由 20 世纪 50 年代的第五位上升至第二位,这主要是因某些传染病及急性感染得到控制之后,小儿神经系统病毒感染有增多趋势。这表明昏痉之证在当今小儿温病中仍是很突出的表现。

二、确立小儿温病四时辨治体系

温病发生有明显的季节性,故有四时温病之分。金元医家朱震亨首先提及小儿外感病以四时论治之法，但略而不详。叶天士在其《幼科要略》中全面而精辟地论述了小儿温病四时辨治，他认为"人在气交之中，春夏地气之升，秋冬天令之降，呼出吸入，与时消息"，故"春温、夏热、秋凉、冬寒，四季中伤为病，当按时论治"。这大大丰富了小儿温病的辨治体系。

1. 春温与风温：两者均为春日温病，但其辨治有所不同。叶氏认为春温之发病是由冬令收藏未固，冬寒内伏，藏于少阴，入春发于少阳所致。故其临床特点以发病急骤，热象偏盛，初起多见里热证候为主。治疗上以黄芩汤为主方，苦寒直清里热。而"风温者，春月受风，其气已温"。因风温乃肺先受邪，温变热最速，故其发病较急，初起先犯肺卫，并易引起昏痉之证。故治疗上，若初因发热喘嗽，首用辛凉清肃上焦，如薄荷、连翘、牛蒡子、象贝母、桑叶、沙参、山栀皮、瓜蒌皮、花粉；若身热，咳喘有痰者，只宜肺药辛解，泻白散加前胡、牛蒡子、薄荷之属以解表清里。热入气分，表解热不清者，用黄芩、连翘、桑白皮、花粉、地骨皮、川贝母、知母、山栀子；胃热炽盛者，用石膏、竹叶等品以辛寒清散；若日数渐多，邪不得解，恐热盛伤津而致腑实，芩、连、凉膈亦可选用。热邪逆传膻中，神昏目瞑，鼻窍无涕泪，诸窍欲闭，其势危急，必用至宝丹或牛黄清心丸；若热陷神昏，痰升喘促，急用牛黄丸、至宝丹之属。叶氏这些救治方法，是小儿温病治疗学上的一大发展。

2. 暑温：叶氏指出，"暑热一症，幼医易眩，夏暑发自阳明"。这说明暑温具有发病急骤，热势亢盛，传变迅速的特点；又因为暑伤气分，湿亦伤气，汗则耗气伤阳，故暑邪易致伤津耗气；且由于稚年夏月食瓜果水寒之湿，着于脾胃，尤其是夏季湿热郁蒸，脾胃气弱，水谷之气不运，湿邪久蕴化热，故又有暑易兼湿的特点。治疗上，以首用辛凉，继用甘寒，再用酸泄酸敛为一般原则。若暑盛阳明，热多烦渴，以白虎汤为主清暑泄热；若初病暑伤津气，用竹叶石膏汤或清肺轻剂，吴鞠通治以白虎加人参汤，王孟英创清暑益气汤，是其发展；若暑热在气分日久不解而渐入营血分，症见反渴不多饮，唇舌络赤者，必用营血分药，并稍佐清气热之品，如丹皮、犀角、竹叶心、玄参、鲜生地、细生地、木通、淡竹叶、青蒿等，这是叶氏"入营犹可透热转气"治疗思想的体现；若暑热闭塞孔窍，致昏迷若惊之暑厥证，当急用牛黄丸、至宝丹芳香利窍；神苏以后，用清凉血分之品，如连翘心、竹叶心、玄参、细生地、鲜生地、天冬、麦冬等品。徐灵胎朱批大赞此为妙法。至若暑温之证，可用白虎汤、六一散，或白虎竹叶汤之属，这些均值得借鉴。

3. 秋燥：叶氏认为秋燥与风温，同有发热咳嗽等症，但由于所发时令不同，小儿体质也有差异，故临床特点自当有别，其津气受伤，干燥失润的见症突出。对温燥的治疗，他提出"当以辛凉甘润之方"，"慎勿用苦燥劫烁胃汁"，如桑叶、杏仁、沙参、象贝母、黑栀皮、梨皮等品。这是中医整体观的具体运用，实补前人所未备。

4. 冬寒：叶氏认为深秋入冬，小儿外感风寒，由于其肌疏易汗，难任麻桂辛温。若邪气在表，轻则紫苏、防风一二味，重者可用前胡、杏仁、枳实、桔梗之属。辛胜即是汗药，其葱豉汤乃通用要方，此乃《伤寒论》治疗学基础上的又一发展。

三、结语

叶天士在小儿温病的认识上，权衡于温邪致病和小儿体质双方各自的特点，阐发了小儿热病最多，津液易伤的病理特点，病变上常有顺传由肺及胃，或逆传入心动风的规律性；并从整体观念出发，确立了小儿温病四时辨治的方法，大大丰富了小儿温病的辨证施治体系，而且对成人之温病，亦有较大的临床指导意义。

（刘仕昌　梁利明）

略谈温病与治法

一、温病的概念

1.什么叫温病？温病是多种热性病的总称。如风温、春温、温热、湿温、暑温、秋燥、伏暑、冬温、温毒、温疫等，都属于温病范畴。临床上以发热为主症，若不发热的便不称温病。

2.命名的由来：温病名目虽多，多是根据下列三种情况而定名的。

（1）按季节命名：由于四时季节气候的不同，因而命名亦异。如春天气候比冬天较为温暖，这时感受风温邪气而发生热病的称"风温"；夏天气候炎热，这时感受暑热邪气而发生热病的称"暑温"；秋天气候比较干燥，这时感受干燥邪气而发生热病的称"秋燥"；冬天气候应寒而反热，这时感受非时之温热邪气而发生热病的称"冬温"。以上是"外感温病"。还有"春温",是指春季所发生的急性热病,是先有内热,再加外感诱发,或由伏热内发的;又有"伏暑",是指暑天受邪内蕴不发,到秋天或冬天感邪诱发的热病。前人认为两者是"伏气温病",它的病机传变有异于"风温"等外感温病。外感温病是由表入里,由轻而重;伏气温病是由里出表,经治疗后,病邪逐渐透解而愈。

（2）按临床特点命名:如"温毒"证,发病中有头面肿大,咽喉肿痛或斑疹疮疡等症状出现。

（3）按流行情况命名:如"温疫"证,其发病传染迅速,来势凶猛凶险,且具有流行性、传染性的特征,有类于现代医学的"流脑""乙脑"等。

3. 温病在临床分类上大致可归纳为三类:

（1）温热病类:如风温、春温、暑温、秋燥、冬温等,在临床上均表现为"热性"病症状,治疗以"清热"为主,但因个性的不同,用药时亦当有所侧重。如风温病治疗宜疏风清热,暑温病治疗宜解暑清热,秋燥病治疗宜润燥止咳,而冬温病治疗多与风温同。

（2）湿温病类:如湿温、暑湿、伏暑,三者病名虽不同,但临床上都表现有"湿"与"热"的共同证候,因此,均宜用湿热两清的方法。由于个性有异,湿温可用清热化湿,暑湿须用解暑清热化湿之类。

（3）温疫病类:如温疫、温毒证。病情都是较急的,具有传染性的特点,用药均宜大剂频服。就是说剂量要比平常大,还要日服2~3剂,才可把病情压制下来。

4. 温病辨证论治纲要:温病的辨治纲要,主要是根据叶天士的"卫气营血"和吴鞠通的"三焦"。兹分述如下:

（1）叶天士《外感温热论》的基本论点：

①《外感温热论》中"温邪上受，首先犯肺，逆传心包"的发病学说，阐明了吴又可所说"温邪从口鼻而入"的立论，补充了《伤寒论》邪从皮毛而入的说法。病邪已从口鼻而入，所以先有恶风寒，发热，头痛，咳嗽，喉痒等肺卫症状。若肺卫之邪不解，不顺传入胃（气分），而迅速内陷，导致病情恶化，出现神志改变证候时，认为是"逆传心包"。

②《外感温热论》的中心内容是以"卫气营血"为纲，以"风温""湿温"两大类型为目，处处结合临床实践及治疗经验，提出："肺主气属卫，心主血属营，卫之后方言气，营之后方言血。"这是说明卫气营血的浅深层次，说明卫是气的浅层主表，血是营的深层主里。病初起邪在卫分，出现发热恶风寒等，证候较轻较浅；进一步见气分证候，出现发热不恶寒，反恶热，舌苔黄，尿色黄等，是温邪入里化热伤津，病情较重；如营分证候相继出现则见夜间发热较甚，烦扰不眠，斑疹初露，间见谵语，舌绛，脉细数等，就标志着病情恶化，营病的发展势必连及血分；如斑疹显现，精神躁扰甚至昏狂谵妄，或见吐血，衄血，大小便出血，舌色深绛等，是为病势既深且重。因此，在治疗原则上定出："在卫汗之可也，到气才可清气，入营犹可透热转气……入血就恐耗血动血，直须凉血散血……"这就是以"卫气营血"分为四个阶段，作为辨证论治的概括。

（2）吴鞠通《温病条辨》的"三焦"立论：吴氏的《温病条辨》把病邪所在部分归纳为初、中、末三个阶段的证候群，作为辨证论治的依据。所谓"上焦不治则传中焦，中焦不治则传下焦"，即指上焦病较轻，中焦病较重，下焦病最重的病变发展过程。

①上焦是指温病初起，病情较为轻浅阶段。仍本《温热论》中"温邪上受，首先犯肺，逆传心包"的立论，其病变包括手太阴（肺）及手厥阴（心包络）的证候。同时指出在这个阶段，有两个恶变，一是"肺之化源绝"，二是"心神内闭，内闭外脱"，都足以致死，进一步发挥了叶氏的立论。

②中焦是指温病发展至邪正交争激烈，邪热灼伤胃肠津液较为突出的阶段。包括了足阳明（胃），手阳明（大肠）的病变，如发热，不恶寒，日晡益甚，面目俱赤，语声重浊，呼吸俱粗，大便秘，小便涩，舌苔老黄，甚则黑有芒刺等阳明胃肠实热证候；若邪入中焦而从湿化，则见身热不扬，胸脘痞闷，泛恶欲呕，身重肢困，苔腻，脉缓，为太阴脾湿不化证候。这一阶段，其中尤以三种恶化的病变更为严重：一是"阳明大实，热炽阴竭"；二是"邪热炽盛，内闭心包"；三是"脾郁发黄，黄极则诸窍为闭"。如不及时注意防止此种恶化倾向，亦足以导致死亡。

③下焦是指温病末期伤阴阶段。即温邪久留中焦，最后导致伤耗下焦阴液，出现足少阴（肾）和足厥阴（肝）的病变，如身热面赤，手足心热甚于手足背，口燥咽干，耳聋，神倦，或心烦不眠，脉细数或虚大等肾阴伤的证候；若肝木失养，虚风内动，可见手足蠕动，甚则瘈疭（抽搐）等肝的见证。还有温病后遗的一些兼夹坏病，津液涸尽而致难治，所谓"阳亢阴竭"的危候。

在治法上，《温病条辨》这样指出："治上焦如羽（非轻不举），治中焦如衡（非平不安），治下焦如权（非重不沉）。"就是说上焦病用药要轻清，如桑菊饮、银翘散之类。治中焦病用药要视病情的变化，如见胃热炽盛，可用清法的白虎汤；如见肠热内结，可用下法的承气汤等。治下焦病用药要大剂滋润潜镇，如见肾阴不足，可用加减复脉汤养阴增液；如因肝木失养、虚风内动而致抽搐，可用三甲复脉汤潜镇息风镇痉。"留得一分津液，便有一分生机"，可见吴氏对于温病后期养阴的重视。以上是三焦辨证论治的概括。

5. 卫气营血的传变规律：根据上述叶氏的"卫气营血"和吴氏"三焦"的辨治精神，两者病情的传变情况，基本上是一致的，在证候表现上两者亦有很多类似之处。卫气营血的传变，包含了三焦中某些类型，而三焦中亦寓有卫气营血的证候。因此在临床上将两者结合起来，才能更全面地指导温病的辨证论治。为了临床运用上比较方便起见，这里着重介绍卫气营血的传变规律，兹简示于后：

①温邪→卫（肺）→气（肺、胃、肠、脾）→营（心）→血（心、肝、肾）。②温邪→卫……→营。上面按卫→气→营→血传变的称"顺传"，这是一般规律。但也有特殊的，如上所指，卫分受邪不传气分，而很快传入营分的，称"逆传"。前人也有提出"伏气温病"是由里出表的，即病邪由里透发，病初起即出现气分证或营分、血分证的，经治疗后症状逐渐减轻而愈，如"春温"便是。邪在营分或血分时，可导致闭证（神昏谵语或昏迷不语），更甚的可出现脱证（汗出、肢冷、脉微细欲绝）等险象。

二、温病的治法

温病的治法，是根据发病整个过程中各种不同的证候转化而制定出来的治疗方法。即通过上述的"卫气营血"和"三焦"所属脏腑，在病变过程中反映出来的证候，作为临床辨证和治疗用药的依据。比较常用的治法有下列多种，兹分列如下：

1.辛凉解表法：适用于温病邪在卫分。症见发热，微恶风寒，头痛，口微渴，或咳嗽，无汗或微汗出，舌边尖红、苔白薄，脉浮数等。代表方：银翘散和桑菊饮，可随症选用。

2.清气泄热法：有苦寒清热、辛寒退热和辛寒平喘三种。

（1）苦寒清热。适应证：邪热在气分而较轻者。症见发热，头痛，口略渴，口苦，尿黄，苔黄，脉数等。代表方：黄芩汤去大枣，加竹叶、连翘、菊花之属。

（2）辛寒退热。适应证：气分热盛，邪热伤胃津。症见高热，心烦口渴，汗大出，苔黄，脉洪大或洪数。代表方：白虎汤。

（3）辛寒平喘。适应证：邪在气分，肺热壅盛。症见高热，咳嗽气促，甚至鼻扇，舌红、苔黄，脉滑数等。代表方：麻杏石甘汤，加冬瓜仁、芦根、川贝、鱼腥草之属。

3.通下积热法：适用于邪入气分，热结大肠。症见日晡潮热（午后热较甚），腹痛，便秘或热结旁流，或见谵语，苔黄燥，脉沉实等。代表方：大承气汤、小承气汤、调胃承气汤、增液承气汤，随症选用。

4.清营透热法：适用于邪热入营，灼伤阴液，扰及心神。症见发热夜甚，心烦不眠，斑疹隐现，偶见谵语，舌质红绛，无苔或少苔，脉细数等。代表方：清营汤（犀角可用水牛角代，用量可加大）。

5.凉血解毒法：适用于邪热深入血分。症见发热夜甚，心烦躁扰，甚则谵语狂乱，失血（吐、衄、便、尿血），斑疹色紫黑，舌色深绛，少苔，脉细。代表方：犀角地黄汤加红花、地丁、紫珠草之属。

6.气营（气血）两清法：适用于邪热炽盛于气分及营（血）分。症见高热口渴，烦躁，甚则谵语狂妄，斑疹，失血，舌绛，苔黄或黄白相兼，脉洪滑或细数等。代表方：证较轻的可用加减玉女煎，证较重的可用化斑汤。清瘟败毒饮亦可选用。

7.清心开窍法：适用于邪热内闭心包。症见神昏谵语或昏迷不语，发热，舌绛，脉数等。代表方：安宫牛黄丸、紫雪丹、至宝丹，可选择急服，并配服清宫汤。

8.息风镇痉：有平肝息风与养液息风二种。

（1）平肝镇痉。适应证：邪热炽盛，引动肝风，亦即热极生风之候。症见高热，手足抽搐，甚则角弓反张，神昏，口噤，舌红、苔黄白，脉弦数等，此属实证。代表方：羚角钩藤汤（羚羊角可用羚羊角骨代，用量可加大）。

（2）养液息风。适应证：热病经久，肝肾阴伤，导致水不涵木，虚风内动。症见低热久不退，神倦，手足蠕动，甚则瘛疭（抽搐），昏迷，舌绛、苔少，脉细数或虚大等，此属虚证。代表方：三甲复脉汤。

9.养阴增液法：有甘寒生津与咸寒增液二种。

（1）甘寒生津。适应证：热病后期或邪热伤及肺胃津液较轻者，症见口舌干燥，时欲饮水，胃纳不振，舌红、苔薄干，脉数等。代表方：益胃汤、五汁饮亦可用。

（2）咸寒增液。适应证：久热伤及下焦肾之真阴，心阴亦伤。症见低热久不退，手足心热甚于手足背，咽干舌燥，耳聋，神倦，心中大动，舌绛、苔少，脉虚数或结代。代表方：加减复脉汤。

10.护阴救脱法：适用于热炽灼津，导致阴竭阳脱危候。症见低热不退，咽干口燥，心烦躁扰，忽大汗出，肢凉，神疲，舌红，脉微细欲绝等。代表方：生脉散加牡蛎、龙骨。如心力衰微的，可酌加附子。

11. 清热化湿法：适用于湿温病盛于气分。症见发热，胸脘痞满，头身重痛，小便混浊或短少，苔腻，脉缓等，可视湿热的或轻或重而用药。代表方：三仁汤、杏仁滑石汤、三石汤等，可随证选用。

12. 和解三焦法：适用于湿热痰浊郁阻三焦。症见寒热往来，胸胁痞满，口苦尿黄短，苔黄而腻，脉弦数等。代表方：蒿芩清胆汤。

以上 1~10 法，适用于温热病证；11 和 12 法，适用于湿热病证。其有一法独用的，有两法同用的，如清气与清营同用便是。也有三法合用的，如用上法时，而患者兼有神志症状的，可并用清心开窍的紫雪丹、至宝丹之属。

这里顺便说明一个问题，温病的治疗既是在辨证论治的原则下来进行，因此也就贯穿了"同病异治"和"异病同治"的精神。例如两个病人同样感受风温病邪而发病，甲病人表现出发热恶寒，头痛，咳嗽，微汗出，舌边尖红苔白，脉浮数时，就可用辛凉解表的银翘散来治疗；乙病人由于素有痰湿内停，表现出发热，恶风寒，头重痛，困倦，胸满，苔白腻，脉浮缓时，就可用宣化湿浊的三仁汤来治疗，这就是"同病异治"。又如"流脑"或"乙脑"的病人虽发病的病因与季节不同，若同样表现高热，心烦，口渴，多汗，苔黄，脉洪数等症状时，均可用辛寒退热的白虎汤，这就是"异病同治"。

我们如果能掌握了上述有关的问题和治法，今后对于温病的认识和用药会有所帮助。

（刘仕昌）

温病诊疗的几个问题

一、临证诊察要全面

温病是由多种不同的温邪引起的，以发热为主症的一类急性外感热病。各种温病的发病过程及其治疗都有各自的特点。临床上，首先要对病人进行全面的诊察，为辨证求因、审因论治提供充分可靠的依据。个人认为，抓好这一环节，须注意以下三个方面。

1.临床证候：要认真询问病人的所有症状，重视辨舌、验齿、辨斑疹白㾦。一般来说，邪在卫分、气分，舌象变化多表现在舌苔方面，如苔薄白多为邪在卫分，苔黄多为邪在气分；邪在营血分，舌象变化多表现在舌质方面，如舌绛多为邪入营分，舌紫绛多为邪入血分。苔质可辨别温邪的性质，如湿热性质的温邪为病，多见苔腻；不兼湿的温邪为病，多见苔燥。验齿燥与否，判断津液存亡。辨斑疹白㾦，了解病邪的性质和邪势盛衰。还要注重观察咽喉。咽喉乃肺胃之门户，温邪侵犯人体，多从口鼻而入，首先犯肺，咽喉首当其冲。观察咽喉，能了解病情轻重、津液存亡。温病初起，邪热伤津、阴液不足常可见咽部微红微痛，后壁粗糙；热毒炽盛，咽红肿甚，甚则出现脓点；湿重热轻，咽微红或不红，后壁粗糙明显。不同的温病，其发展变化有一定的差别，因此，还要注意发病全过程的证候特点，用以辨明其病因。

2. 既往史：因为不同的温病发生与体质因素有密切的关系。如平素脾胃虚弱，健运失职的人易患湿温；阴虚体质的人易患秋燥等。

3. 天时气候：祖国医学强调"天人合一"的观点。温病学尤其重视季节气候对温病发生的影响。温邪是外邪中属阳热性质的一类致病邪气，各种温邪的形成和传播有一定的季节性。一般来说，春天温暖多风，易形成风热邪气，引起风温；夏天气候炎热，易形成暑热邪气，引起暑温；长夏季节天暑下迫，地湿上蒸，易形成湿热邪气，引起湿温；秋天气候干燥，易形成燥热邪气，引起秋燥。如气候反常变化，"非其时而有其气"，也可产生相应的温邪。如冬天不寒反温，也易形成风热邪气；初秋气候炎热，仍可形成暑热邪气，等等。

二、病因病理须辨明

辨病因，就是根据诊察所得到的资料，结合各种温邪的性质和致病特点，进行分析和判断。如风热邪气具有炎上疏泄的性质，致病多先伤肺卫，易逆传心包，常夹痰壅肺；若病发于春季，初起见发热微恶风寒，咽红，咳嗽，舌苔薄黄，脉浮数，进而传变较快，可出现心营证候，咳痰气喘，多属风热邪气为患。暑热邪气具有炎热酷烈的性质，致病多先伤阳明气分，易内陷厥阴，耗伤津气，多夹湿邪为患；若病发于夏季，起病急骤，初起即见阳明气分热盛证候，病程中易见邪热内闭心包和肝风内动证候，津气受伤明显，多属暑热邪气所致。湿热邪气具有重浊黏滞难化的性质，致病多犯中焦脾胃，常留恋气分，留困日久易伤阳气，亦可化燥伤阴；若病发于长夏季节，患者素体脾胃失健，初起症见身热不扬，身重肢倦，胸脘痞闷，小便短赤，舌苔浊腻，脉缓，病势缠绵，传变缓慢，多属湿热邪气为患。燥热邪气具有干涩的性质，致病必耗伤津液，易犯肺经；若病发于秋季，初起见肺卫表证，咳嗽痰黏难咯，咽干鼻燥，皮肤干燥，苔干，多为燥热邪气为患。热毒邪气具有易搏结于局部肌肤的特性，致病多引起局部红肿热痛，甚则溃烂。

温邪侵入机体后，可以引起卫气营血和三焦所属脏腑的功能失调和实质损害，产生各种病理变化。临床上，要根据就诊时的证候特点，运用温病学理论辨明卫、气、营、血分及肺、心包、脾、胃、肝、肾等的病理变化。

辨病因和辨病理不能截然分开，它们是温病辨证的两个不同的侧面。辨明了病理，才能作出针对性强的祛除病邪的治疗；辨明了病因，才能准确用药，药到病所，有效地调整和恢复机体的功能。

三、立法用药宜精当

温病治疗的目的，在于及时祛除温邪，消除病理变化，调整和恢复机体的正常功能。在临床上，如见患者高热，便予大剂量石膏、清热泻火，未必取得预期疗效。笔者认为，温病治疗的立法用药，要注意两个问题。

1. 必须针对温病的病因病理立法用药：一方面要注意祛除病邪，消除了病邪才能阻止病情的发展、恶化。在各种温病的初中期，邪势较盛，均须选用针对性较强的祛除病邪的药物。如风热邪气为患者，可用牛蒡子、淡竹叶、川贝母、蒌仁等；暑热邪气为患者，可用青蒿、莲叶、扁豆花、西瓜皮等；湿热邪气为患者，可用藿香、佩兰、白蔻仁、生苡仁、黄芩等；燥热邪气为患者，可用沙参、花粉、玉竹等；热毒邪气为患者，可用银花、连翘、蒲公英、甘草等。

另一方面，要根据不同的病程阶段及其病理变化施治，以便药到病所，最有效地消除病理变化。如邪在卫分，治以辛凉解表，方用银翘散或桑菊饮；邪在气分，治以清气泄热，选用白虎汤、麻杏石甘汤、黄芩汤加减；热结大肠，治以通下积热，方用承气汤类；邪入营分，治以清营透热，方用清营汤；邪入血分，治以凉血解毒，方用犀角地黄汤加减；气营两燔，治以气营两清，方用清瘟败毒饮等；邪热内闭心包，治以清心开窍，方用"三宝"配服清宫汤；肝风内动，治以息风镇痉，热盛动风者用羚角钩藤汤、虚风内动者用三甲复脉汤；热伤阴液，治以养阴增液，邪热伤及肺胃津液者用益胃汤等、久热伤及下焦肾阴者用加减复脉汤；热炽灼津导致阴竭阳脱，治以护阴救脱，用生脉散加牡蛎、龙骨；湿温病盛于气分，治以清热化湿，可选用三仁汤、黄芩滑石汤；湿热痰阻三焦，治以和解三焦，用蒿芩清胆汤或杏仁滑石汤。在这些方面，要贯穿"异病同治""同病异治"的思想。

2. 必须处理养阴扶正和清热祛邪的关系：这是温病治疗的特点。温病是外感温邪引起的急性热病，邪热侵入机体，必然损伤正气，耗伤阴液。治疗上养阴增液，扶助正气，则有利于祛除邪热；祛除邪热，自然有护卫正气的作用。因此，祛邪与扶正是相辅相成的。但是，无原则的养阴扶正或清热祛邪都不利于收到预期临床疗效。孰轻孰重，临床上必须根据实际情况而定。一般来说，初中期邪热较盛，正气不虚，以清热祛邪为主，养阴扶正为辅；如到了末期，邪热已不盛，正气不虚，则重在养阴扶正、兼清余邪；若中期邪热仍盛，正气已虚，则清热祛邪、养阴扶正并进，应用养阴扶正药物，要注意勿滋腻留邪。一般初期可用芦根、花粉之类，中期可用沙参、石斛之属，后期可用生地、白芍、麦冬之辈。在温病后期，如见患者舌质嫩红无苔、无发热，多属气阴不足，治宜益气养阴，可用四君子汤加鸡内金、淮山药、麦芽、生苡仁等，不宜过用滋腻药。

四、病案举例

邱某，女，27岁，学生，1985年8月20日晚初诊。患者于5天前淋雨，当晚即发热，伴恶寒头痛，经附院门诊和急诊观察室诊治，服中成药及西药，病情无改善，继进苦寒清热之剂，发热暂退，旋即热度增高，遂入院治疗。入院后，服用大剂清热解毒之品，症情未减，邀余会诊。症见壮热（体温40.1℃），恶寒，头痛，轻咳无痰，口干不欲饮，恶心欲呕，面赤，咽红，大便溏，小便黄短，舌苔黄腻，脉浮滑数。入院查血常规：白细胞 2.35×10^9/升，其中杆状0.05、中性0.64、淋巴0.27、伊红0.04，血小板 86×10^9/升。患者发病虽在初秋，但当时气候仍炎热，暑热邪气袭人，且患者发病急骤，迅速出现阳明大热，耗伤津气的证候，故认为暑热邪气为患。因"暑多兼湿"，湿困中焦，故见恶心欲呕，便溏，不欲饮，苔腻。暑湿郁表，故见恶寒，脉浮。纵观病因病理，治当清暑化湿，泻火生津。处方：青蒿、香薷（均后下）、甘草各6克，藿香10克，扁豆花、白蒺藜、苍耳子各12克。1剂水煎服。

8月21日二诊：发热大减（体温37.3℃），恶寒消失，头痛减轻，咽红，舌苔黄腻，脉浮滑略数。辨证为暑湿未清，仍守上方加减：青蒿、香薷（均后下）、甘草各5克，生石膏（先煎）、大青叶、连翘、葛根、花粉各 15 克，板蓝根、白蒺藜、菊花各 12 克，藿香 10 克。2 剂。

8 月 23 日三诊：热退（体温 36.9℃），头痛已除，汗出，咽微红，口干，舌苔薄黄，脉弦滑。为邪热初退，胃阴受伤。治以益气养阴，兼清余邪。处方：菊花、西洋参（另炖）各 10 克，花粉、太子参、大青叶各 15 克，丹参、白蒺藜、连翘、板蓝根各 12 克，糯稻根 30 克，甘草 6 克。2 剂。药后神佳，胃纳增，唯口略干，咽微红。查血常规复常，血小板 158×10^9/升。仍守上方加减续服 2 剂，调理后痊愈出院。

（刘仕昌　黄良文）

论寒温合用在岭南外感热病治疗中的作用

岭南地处亚热带，气温偏高，对于外感热病的治疗，许多中医工作者常视辛温之品为禁药，不敢用之。实际上，这类药物所具有独特的宣通作用与辛凉寒凉药物配伍为用，对南方外感热病的治疗有着不可忽视的意义。

一、阳热怫郁乃是岭南外感热病的基本病理变化

温热之邪，其性属阳，其致病既有宣泄、炎上、亢奋的特点，又有导致阳热怫郁，阻遏人体气血之正常流通，气机为之郁滞之机转。温热之邪侵袭人体，"正气被伤，邪气始

得张溢，营卫运行之机乃为之阻，吾身之阳气，因而屈曲，故为热"（《温疫论》）。《素问·阴阳应象大论》说："阳盛则身热，腠理闭，喘粗为之俯仰，汗不出而热，齿干以烦冤，腹满，死。"揭示阳热郁闭是温热发生、发展与转归的重要原因。刘完素在《内经》的基础上，创造性提出"阳热易为郁结"（《原病式·火类》）的论点。他将外感热病的基本病理变化概括为热气怫郁，玄府闭密。曰："郁，怫郁也。结滞壅塞，而气不通畅，所谓热甚则腠理闭密而热郁结也。"《原病式·火类》）

在外感热病的发生与发展过程中，热与郁往往互为因果，郁因热而生，热因郁而增其壅。故何梦瑶说："盖郁未有不为火者也，火未有不由郁者也。"（《医碥》）如果这种恶性循环得不到及时解决，最终形成"喘粗为之俯仰"等神机熄灭之结局。

外感热病在浅深不同的卫、气、营、血四个阶段，都反映了阳热郁结这病理特点的客观存在。如温热之邪初袭卫表，引起"腠理闭塞，玄府不通，卫气不得泄越"，从而出现发热微恶寒，少汗或无汗等热郁卫分气机见证。温邪闭阻气分，脏腑气机升降失常致使邪热内蓄，肺气壅闭，或热郁胸膈，气失宣畅；或热结肠胃，通降失司；或湿遏热伏，阻于脾胃等。邪入营血，因营血部位较深，邪热深伏于内，难以透达于外，势必形成营热炽盛，气机不畅，或毒瘀交结，气闭络阻之病理变化。叶天士说："瘀血与热为伍，阻遏正气，遂变如狂、发狂之证。"（《外感温热篇》）若邪陷心包，则出现神昏窍闭之证。

岭南虽地处亚热带，气温较高，但其外感热病仍存在着阳热怫郁"的基本病理变化。再之，岭南湿热较重，外感热病初起除热郁卫分的病机外，还多呈湿阻卫气的特殊病理变化。湿与热合，气蕴不透，外不能畅达腠理玄府，郁滞肌腠皮肤；卫气阻而不宣，内不能通行上下，升降之机乖违，可见发热、微恶寒、肌肉关节疼痛、四肢倦怠等卫表证和胸闷、脘痞等气分证。尽管南北寒温差异甚大，但"阳热怫郁"是外感热病共同的病理变化。对此等病证不可偏执辛凉寒凉一法，应注意审证求因，因势利导，顺势透邪气外达为要，如稍佐辛平微温之品以畅达玄府，辛开气机之味以疏达气机，每能收到事半功倍之效。若偏执岭南气候炎热，不详审证之异同、病势之内外，纯用清热解毒之品，常有凉遏闭邪之弊，致使病程缠绵，临证有见低热长达两三个月，甚或逾年者。我们在外感热病初起的治疗中，在大队的辛凉药中，常用微温之防风畅卫透邪，辛温之苍耳子通彻表里上下，疏机达卫泄热，或用藿香畅机化湿，或用辛温之威灵仙通达经络之郁热。即使对于辛凉之品的选用，也常用清热兼疏透之品，如柴胡、葛根、青蒿之类。

二、寒温合用乃是治疗岭南外感热病的一大法则

寒温合用法能顺遂温热开泄之性，使温热之邪由里向外透达以解除温热怫郁。温为阳邪，以寒治热为正治，但也并非所有外感热病概以寒凉之剂能解决问题。一般来说，邪热亢盛而郁结尚轻，运用寒凉宣泄之品，郁结多能随之而解，但在郁结较甚的情况下，单纯寒凉之剂便不能胜任。况阳热郁结，气机闭塞，单用寒凉直折里热，不仅不能清除邪热，相反会产生凉遏冰伏之弊，加重邪热之壅滞，不利于邪热外透。而辛温之品，气香得速，性善疏通，用于温热病证

能起表达邪，开通玄府，宣闭开窍，泄湿透热，疏畅气机之效。在外感热病中，与寒凉药相伍，既可疏通开达，透泄邪热，又可防寒凉冰伏。《千金要方》中治温之方数十首，大多寒温并用，取其寒凉泻热、辛温开通之功用。如五香连翘汤，即在大队寒凉之品中加用独活，丁香等辛温开通之品以收透热达邪之效。解放以来全国各地的中医期刊，收集治疗外感发热的经验方180多首，其中寒温合用的占80%左右，其方在辛凉清热的基础上，或加羌活、防风，或佐白芷、苍术，或施香薷、秦艽等开通腠理，达邪透热，速其效应。岭南由于其特殊的地理环境和气候特点，虽气温偏高，辛温之品并非绝对禁品，临床用之得法，把握指征，每收速效。曾治吴某，女，25岁，学生。症见壮热（体温40.1℃）恶寒，头痛，轻咳无痰，口干不欲饮，恶心欲呕，舌苔黄腻，脉浮滑数。刘老断为"暑热夹湿"之证。处方：青蒿、香薷（后下）、甘草各6克，藿香10克，生石膏（先煎）20克，葛根、太子参、连翘、大青叶各15克，扁豆花、白蒺藜、苍耳子各12克，1剂，水煎服。次日发热大减（体温37℃），恶寒消失，以后用上方加减连服4剂而痊愈出院。在此案中，我们大胆使用辛温之香薷、藿香、苍耳子与辛凉之品合用，以疏表达邪，开通玄府，泄湿透热，疏畅气机，故奏效甚捷。

三、寒温合用在岭南外感热病中的临床运用

何梦瑶曾说："有寒热并用者，因其人寒热之邪夹杂于内，不得不用寒热夹杂之剂，古人每多如此，昧者訾为杂乱，乃无识也。"（《医碥》）寒温合用法在外感热病中的运用较为广泛，尤多用于病在卫气，邪热郁闭者，或寒

热夹杂，或温病初起寒热境界不十分清楚者，或作反佐之用。

1. 透表泄热：外感发热病人，无论感受何种邪气，初起病位均在表，使用"在卫汗之可也"之治疗法则。但汗之法，运用颇多。温病初起发热，用辛凉解表透汗已成定论。但证诸临床，辛凉之品虽可辛凉清热，但发汗力量弱，往往不足以驱邪外出，用辛温辛凉两者合用，既可辛凉以解肌退热，辛温以发汗驱邪，使发汗无助热之弊，辛凉无遏邪之憾。何廉臣之创银翘散加麻黄汤，陈耕道强调"疫瘀之火，必如伤寒之疏达既透，而后清之"，丁甘仁谓"丹痧有汗则生，无汗则死"，均说明辛温开通在外感热病初起治疗中的重要意义。温病初起，不论南北，均为邪在肺卫。其病机关键在于热郁肌腠，卫气闭滞。酌用辛温开通之品，能畅卫达邪，常选用荆芥穗、防风、苍耳子等配合青蒿、薄荷、柴胡、葛根等，二者协同，似平淡无奇，但运用得当，常收"轻可去实"之效。

2. 疏表化湿：岭南湿热俱盛，外感发热，每多湿热相合，侵袭卫表。其治必用辛温芳香，透表化湿之品，合以辛凉清解之味，如此则腠开湿去，其热始扬，易于外透而解。薛生白说："湿热证，恶寒发热，身重关节疼痛，湿在肌肉，不为汗解，宜滑石、大豆黄卷、茯苓皮、苍术皮、藿香叶、鲜荷叶、白通草、桔梗等味。"我们常用藿香、连翘、黄芩、葛根、柴胡、青蒿、秦艽、威灵仙、苍耳子、通草等味。如治一患者，女，发热10多天，经住院治疗，未见缓解。症见：发热，下午和夜晚其热更甚，周身及关节疼痛，腹部隐痛不适，舌苔黄白而腻，脉浮滑数。诊为风湿热三者相杂为患，系薛生白所谓"阳湿证"，治以疏表清热化湿。处方：

秦艽、白芍、知母、葛根各9克，威灵仙12克，桑枝30克，太子参、苡仁各20克，郁金、青蒿（后下）各10克，甘草5克。连服3剂而热退痉愈出院。

3. 泄湿透热：辛温芳香之品，其性轻灵流通，用于湿热交阻，湿遏热伏之外感发热，每能起到疏畅气机，宣化湿邪，透泄郁热之效。叶天士说："热从湿中而起，湿不去则热不除也。"又说："热从湿中而出，当以治湿为本。"（《叶氏医案存真》）岭南地区气温偏高，雨湿较盛，四季皆见湿郁热蒸之湿热证，故泄湿透热法系治疗岭南外感热病的常用方法。湿阻中焦，黏腻不化，以藿香叶、佩兰叶、陈皮、半夏、大腹皮等燥湿化浊，透邪外解，如雷氏芳香化浊法。我们运用温病学理论，结合岭南地区的人群体质、气候特点，自拟"茵苓苡仁汤"，用于治疗湿热交蒸之证多年，颇多效验。1985年，曾治谭某，患者持续发热，曾在某院留医，诊为肠伤寒，经用抗生素，热虽稍退，但呈午后发热，体温波动在37.5～38.5℃，反复近月未退。症见：午后发热，入暮稍剧，天明则减，胸闷恶心，嗜睡，纳呆，大便烂，舌红、苔黄浊，脉弦滑等，诊为湿热困阻中焦。方以茵陈、黄芩、苡仁、银花、茯苓清热化湿基础上，合微辛微苦温之厚朴、枳壳、陈皮、芳香化湿之藿香，疏畅气机以化湿浊，服药6剂而痉愈。

4. 宣肺泄热：温病邪热入里，热壅肺经气分。临床症见身热汗出或无汗，胸闷咳喘，烦渴，舌红、苔黄，脉滑数。其病机要点在于热邪壅闭肺气，代表方如麻杏石甘汤。麻黄辛热轻扬，既能疏通腠理，助肺热外散；又宣肺开郁，透热外达。

5. 透达膜原：温热夹湿或湿热之邪侵袭人体，郁阻气机，致使人体气机表里出入受阻，上下升降乖违，湿阻清阳，热闭气机，湿遏热伏，热蒸湿动，出现寒热往来，胸痞腹胀，舌苔白厚腻浊，脉缓等症。其治疗既要清热燥湿、疏利透达，又要芳香化浊、滋阴生津，于清、利、燥、化、透、润诸法熔为一炉，方如达原饮及雷氏宣透膜原法。吴又可说："槟榔能消能磨，除伏邪，为疏利之药，又除岭南瘴气；厚朴破戾气所结；草果辛烈气雄，除伏邪盘踞，三味协力，直达其巢穴，使邪气溃败，速离膜原。"佐以黄芩、知母等药以清化湿热。

6. 启闭开窍：温病邪闭心包之证，虽有寒热之分，然其闭则一。在清热解毒、凉肝息风的基础上，酌用辛香通络之品，一可解除温热怫郁之热，二可促使病邪外透，三可通关利窍。常用药物如麝香、石菖蒲，代表方如菖蒲郁金汤、安宫牛黄丸等。《本草述义》说："麝香之用，其要在能通诸窍一语……用之为开关夺路，其功更在龙脑、牛黄之先也"1979年7月曾治一男性患者，精神异常，伴失语、遗尿2天，西医诊断为"病毒性脑炎"。中医诊断为暑湿内闭，痰浊蒙闭心包，遂用菖蒲郁金汤加减以芳香开窍，透邪外达。鼻饲安宫牛黄丸或紫雪丹，每日各1次，清热解毒，开窍醒神，经3个月治疗痊愈出院。

寒温合用是治疗温病的一种有效方法，医者不可因岭南气温偏高，而视辛温药如猛虎，列为禁品，弃而不用。但温病毕竟是感受温邪为患，临床用之不当，确有助火劫津、内陷生变之弊端，又当慎之。

（刘仕昌 华伦荣）

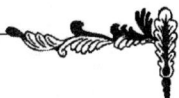

分解湿热法的临床应用

一、分解湿热的机理

湿热证是由湿邪和热邪相合为患所致的病证。湿为阴邪，其性重浊黏滞，易于阻碍气机，困耗阳气。热为阳邪，易耗津伤阴，若湿邪和热邪分而为病，病机较单纯，治疗或祛湿或清热即可。如果湿和热相合为病，则热处湿中，湿蕴热外，如油入面，胶着蕴蒸，难分难解，病机往往变得复杂。治疗时如果只祛湿，则易耗阴助热；若只清热，则易伤阳滞湿。所以治疗时要注重分解湿热，则易消解。

二、分解湿热法的运用

针对湿热证热处湿中，湿蕴热外，胶着难分的病机特点，分解湿热法应包括宣通散发湿郁、透发消解蕴热和导湿外出三个方面。

1.宣通散发湿郁：湿邪重浊黏滞，其主要的致病特点就是困阻气机，气机阻滞又加重湿邪的郁滞，所以调畅气机是宣通散发湿郁的关键。叶天士所说的"开泄"是宣通湿郁的代表方法，即以杏、蔻、橘、枳等轻苦微辛之品宣通气滞，这一方法对于湿邪偏重，病在中上焦者较为适宜。临床对于邪在上焦肺卫者，多用苦杏仁、桔梗以宣发肺气；邪在肌肉经络者，多用木防己、木瓜宣通经络；邪在中焦脾胃，多用白豆蔻、橘皮、厚朴、藿香等宣畅中焦；邪滞肠道，多用枳

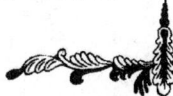

实、槟榔导浊通滞，或以皂荚、蚕砂激浊扬清。调畅气机不仅仅限于使用理气宣通之品，凡能使邪气郁滞减轻的方法都能起到调畅气机的作用，如利小便、发汗、通便等常用的驱邪方法。

2.透发消解蕴热：透发消解蕴热的目的是使蕴结于湿中热邪透发消解。叶天士对于热邪偏重的湿热证，提倡用"苦泄"法，即含有以苦寒泄降之品，使热邪下趋之意，这一方法适用于病在中、下焦气分者。若在上焦气分者，可用栀子向上发越清解。临床喜用青蒿和黄芩配伍，透解湿中郁热，取青蒿既可走表，又可入少阳走气分，还可入营血分，能入能出，能清能透之性；黄芩既清气热，又能除脾胃湿热，而湿邪终归中焦脾胃。所以两者配伍，能透解上、中、下三焦湿中之郁热。多年来将此法应用于临床，每获良效。对于湿热证湿热俱重或热偏盛者，尤为适宜。

3导湿外出：驱邪是治疗外感热病的重要法则，邪气外出能减轻气机郁滞，调畅气机。湿热证的一个重要病机表现就是黏腻重浊的湿邪阻滞气机，只有祛除体内的湿，才能够彻底解除气机的困阻，使热从湿中分解出来。常用导湿外出的方法有利尿、发汗和通便，合理使用这三法，对治疗湿热证很重要。

（1）利尿祛湿　刘河间认为"治湿之法，不利小便，非其治也"（《素问病机气宜保命集·病机论》），华岫云在《临证指南医案·湿》按语中指出"其用药总以苦辛寒治湿热，以苦辛温治寒湿，概以淡渗佐之"，说明无论是寒湿还是湿热都可使用淡渗利水法驱邪外出。不论邪在上焦、中焦，还是下焦，此乃开沟渠、导水热下行之理。观吴鞠通治方，无论是在上焦篇治湿热初起郁闭肺卫的三仁汤，还是中焦篇治湿热困阻脾胃、经络的诸加减正气散、黄芩滑石汤、宣痹汤等，或是下焦篇治湿热弥漫、上闭肌窍、下阻肠道的宣清导浊汤，都有利湿之品，这是治湿的大法。但虽是大法，也不可孟浪用之。叶天士针对"湿胜则阳微"的病机特点，提出治疗方法应该"通阳"，"通阳不在温，而在利小便"（《温热论》），正确理解这两句话，对合理使用利尿法治湿热证很有帮助。湿胜则阳微，并非指湿邪盛阳气就会虚弱，有一个由困阳到耗阳的过程。初起有时有面白肢凉的表现，不一定就是阳气虚弱，而是湿邪困阻阳气，阳气不能温运所致。此时，绝不可温补，而应通阳；通阳的方法除调畅气机外，就是导湿邪外出，以釜底抽薪，减少导致气机困阻的邪气；导湿邪外出的最好办法就是利小便，所以说"通阳不在温，而在利小便"。因为湿为阴邪，它不但会困阳还会耗阳，加上使用清凉剂，后期往往导致真正阳气虚微，此时应慎用利尿。正如喻嘉言所说，若阳虚或真阳素虚之人，"以为湿热，恣胆利之，真阳无以维附，顷刻脱离而死矣，此法所不禁中之大禁也"（《医门法律·三气诸方·律十一条》）。另外湿热证中的热邪易伤阴，而利尿亦会伤阴，所以阴虚之人利尿时，亦应细察精详。临床往往结合湿热偏重、阴阳偏虚等具体情况运用，湿重者多以茯苓、猪苓、通草、薏苡仁、大腹皮等，热重以滑石、淡竹叶、车前子等，阴伤者以芦根、白茅根并配以益气养阴之品，阳虚者伍以温运之品。湿热证利小便，以小便通畅、气机得通为度，过犹不及。

（2）发汗祛湿　吴鞠通将发汗列为湿温病治疗三禁之首，告诫说："汗之则神昏耳聋，甚则目瞑不欲言。"（《温病条辨·上焦篇·湿温》）湿热病证确实不宜随意发汗，发汗不当易致三弊：其一伤阴，其二伤阳，其三引湿邪上蒙。但湿热证并不是绝对禁汗，正如喻嘉言所说："凡治湿病禁发其汗，而阳郁者不微汗之，转致伤人，医之过也。"（《医门法律·三气诸方·律十一条》）一般发汗治疗目的在于退热，而湿热证因湿与热胶着蕴结，热很难因汗出而解，反易变生它证。湿热证发汗的直接目的主要是驱逐湿郁，伸展表阳，调畅气机，使气化湿亦化，湿祛热孤则易消解，此乃"启上闸"之理。湿热证发汗应注意如下几点：第一，一般是邪尚在卫表或肌表，或刚由口鼻走中道，表阳受郁时，才能使用；第二，以微微有汗为度，不宜发汗太过，湿热证患者常有自汗出，但汗出黏腻如油，汗出不解，若正确发汗，往往汗微身轻神清；第三，发汗不是非用辛散不可，有时通过调畅气机，也能达到此目的，这是治湿热证的关键。对邪在卫表者，常仿三仁汤之制，使气通湿散，自然汗解；对邪在肌表者常以香薷、藿香、薄荷、大豆黄卷等透发肌表；若邪刚由口鼻入中道者，常配以香豆豉、桔梗等，冀其由上焦而来，还从上焦而去。

（3）通便祛湿　下法亦是湿温病治法之一禁。湿热证禁下理由有二：一为湿未结于肠道，下之无益；二为湿邪易困脾阳，若苦寒攻下，脾阳更损，遂致洞泄不止。但湿热证亦有可下之时，如湿热之邪结于肠道，气机滞阻，致大便不通或溏垢不爽。还有一种情况是湿已完全化热，燥结于阳明，当用承气辈急下存阴，另当别论。湿热证下之目的有二：一为通滞调畅气机，二为导邪外出。从叶天士以湿邪尽还是未尽判断该下还是不该下来看，主要是为了导湿外出，使湿热分解。湿热证下法亦有其特点，即章虚谷所说的"轻法频下"（《温热经纬·叶香岩外感温热论》章按）。宜轻是因并无燥实热结，不必峻攻，有时轻得可以不用攻下药，如治温热郁阻肠道气机，致大便不通的宣清导浊汤；宜频是因为湿性焐滞不能一攻而告成，临床多以枳实导滞汤轻其制而用之。湿热证下法之度有两点：一为大便由溏转硬，此因湿邪已去；二为大便由不通或黏滞不爽转为通畅，此因郁滞得解。

三、病案举例

唐某，女，55岁。半年多来四肢颜面肿胀，关节酸痛，肌肉酸胀，午间轻，晨暮重，得汗后则舒，过后复如故，一直在当地治疗，无好转，肝、肾功能及生化、代谢检查均未见异常。于1997年5月20日求治。诊见：上症仍存，伴口干不欲饮，纳差，大便黏滞不爽，小便无特殊，双下肢轻度压陷，舌质红、苔厚腻微黄，脉沉缓。诊为湿阻，证属湿热阻滞肌表经络，治以宣通气滞、清利湿热。处方：苦杏仁、枳壳各10g，紫苏叶、防风、木瓜各12g，秦艽、牛膝、泽泻、茯苓、杜仲各15g，生薏苡仁20g。水煎服，每天1剂。3剂后，诸症尽除，上方去木瓜、秦艽、黄芩，加党参20g，白术、郁金各12g。再服4剂，观察1月未复发。

【按】本例内因脾气虚弱，外因感受湿邪，湿郁日久化热，阻滞肌表经络为主，气机阻滞，湿热浸淫，故四肢颜面肿胀，肌肉酸胀，关节酸痛；湿归脾胃，流滞大肠，故纳差，大便黏滞不爽；日中阳气隆，晨暮阳气衰，故午间轻，晨暮重，得汗后表阳得一时伸展，气机得一时通畅，故觉舒。因热象尚不显，故仅见舌红、苔腻微黄，而无身热不扬。方中苦杏仁开宣肺气；紫苏叶、防风散表祛邪；枳壳、紫苏叶行气宽中；秦艽、木瓜、牛膝疏通经络，合薏苡仁祛肌肉、经络、关节之湿热；泽泻、薏苡仁、茯苓相合淡渗祛湿；黄芩清解热邪。诸药相合有宣通气滞，利湿清热之用，合"启上闸，开支河，导水势下行"之理，使湿热两分而消解。因方中有大量宣通解散之品，故无须再入青蒿透发；用滋而不腻的杜仲，可补年老之虚，防克伐太过而无碍邪之虞；善后方加用健脾益气药，意在正盛驱（拒）邪。

（刘仕昌　吴智兵）

耳鼻喉科热性病的常用内治法

在复杂的耳鼻喉诸疾病中，常见有一类以阳热证候为共同特征的疾患，其起病较急，发展速而变化多，除有全身热性证候的表现外，患部多见红肿热痛和功能障碍等，这类疾患可总称之为耳鼻喉科热性病。

耳鼻喉诸窍，为人体的一个组成部分，与各经络脏腑密切相关。生理上相互为用，病理上也相互影响。所以，耳鼻喉的病变可视为整个机体病理变化的一部分。外界温邪上受，耳鼻喉诸窍首当其冲，而鼻气通于肺，故本病初起，以肺胃热盛为多见，内有蕴热的可循经上蒸清窍而致病。然而，病因虽异，诸窍有别，而阳热性质之病理则一。中医对耳鼻喉疾病的治疗，历代医家积累了丰富的经验，内服、外治、针灸等法相结合，效果显著。这里，主要从整体观念出发，根据"异病同治"和"热者寒之"的原则，并结合温病的辨治方法，就耳鼻喉一类热性疾患，谈谈几点常用内治法。

一、轻清宣上

用辛凉轻清之品，宣解上焦热邪，用治外界温邪初犯耳鼻喉诸窍，邪在卫分表证者。外界有四时变化之不同，故形成的致病因素各异。春季阳气升发，气候温和，易致风热为病；夏季炎热酷烈，易致暑热为病；而秋季气候温燥，易致燥热为患。故叶天士说："春温夏热，秋凉冬寒，四时中伤为病，当按时论治。"

1. 疏风清热：风热病邪初犯耳鼻喉诸窍，可出现咽喉部疼痛，微红微肿，语声不利，或鼻塞流涕、不闻香臭，或耳觉阻塞、听力减退，并伴有发热恶寒，头痛，舌边尖红、苔白或微黄，脉浮数等症，当用疏风清热为治，方药首选银翘散。吴鞠通认为："此方之妙，顾护其虚，纯然清肃上焦，不犯中下，无开门揖盗之弊，有轻以去实之能，用之得法，自然奏效。"临证可予化裁运用：若项肿咽痛者，加马勃、元参；咳者，加杏仁；胸膈闷或鼻耳闭塞，可加藿香、郁金；小便短赤、热邪较盛，可加知母、黄芩、栀子；衄者，去芥穗、豆豉，加白茅根、侧柏炭、栀子炭，甚则可合犀角地黄汤清血分伏热。风热咽喉疼痛，还常用桔梗汤加入薄荷、桑叶；热较盛者加银花、连翘、黄芩、赤芍，花粉；肿痛甚者，加元参、山豆根、射干等。

2. 清暑泄热：暑热之邪初犯耳鼻喉诸窍，除该局部症状外，还见身热多汗，烦渴，脉数等暑热证，当以清暑泄热为治。暑热轻证，可用清络饮（鲜莲叶、鲜银花、西瓜翠衣、鲜扁豆花、丝瓜皮、鲜竹叶心）合六一散加减。咽痛声嘶，可加桔梗、杏仁、麦冬、知母、甘草等；暑热较重，则用白虎汤；若暑湿或湿温喉阻咽痛，头重肢倦，苔腻者，可用银翘马勃散（银花、连翘、马勃、牛蒡子、射干）加滑石、桔梗、苇根之属。

3. 疏表润燥：燥热之邪初犯耳鼻喉诸窍，除具该局部症状外，可伴身热，微恶风寒，咽干，喉痛，咳嗽少痰，鼻干唇燥，耳鸣，舌红少津，脉细数。应以疏表润燥为治，药用翘荷汤（连翘、薄荷、生甘草、黑栀皮、桔梗、绿豆皮）。吴鞠通说："燥气化火、清窍不利者，翘荷汤主之。"如鼻咽干痛者，可加牛蒡子、黄芩、沙参、元参、桑叶等品。

二、清热解毒

温热病邪，未能表解，可传入里，酿成火热炽盛之证，这时邪气亢盛，正气未衰，邪正剧争，应及时采用清热解毒之法，祛邪为要，以阻遏病势发展。临床上根据耳鼻喉病患里热亢盛时，常见的不同病理变化，相应的有以下几种治法。

1. 清泄少阳：主要用于耳病里热证。在生理上，由于手足少阳经，其支脉均从耳后入耳中，出走耳前，故耳与少阳经脉关系十分密切。病理上，耳病多由于少阳经之火上炎所致。表现耳痛较剧，或耳脓稠黄，听力下降，眩晕头痛，发热，口苦，咽干，舌红、苔黄，脉弦数。潘名熊认为："老弱与久病，皆属体虚失聪（聋、鸣而不痛），治在肝肾；少年或暴病，总属邪干闭窍（痛、鸣、聋皆有），治在胆经。"治疗上可采用潘氏的清少阳络法（羚羊角、连翘、丹皮、苦丁茶、牛蒡子、白芷，以鲜莲叶为引）。若气闭的耳聋耳鸣，可选加薄荷、夏枯草、钩藤、菊花、木通；若火郁的耳痛，可选加菊花、桑叶、银花、栀子、龙胆草等清热散邪。

另外，用龙胆泻肝汤加减，以泻肝胆实火，清三焦湿热，临床也常用之。

2. 清热凉血：主要用于实热鼻衄。邪热入里，或肺胃积热，肝经郁火，火热上炎，极易伤及鼻窍阳络而衄血。常表现身热，血色鲜红量多，舌红、苔黄，脉洪数，或咳嗽痰少，或口渴引饮、便秘溲赤，或口干咽干、胁肋苦满等肺、胃、肝经实热之证，治以清热凉血为主，方选玉女煎或犀角地黄汤加减。若肺热盛者，配以黄芩、银花、前胡等；胃火盛者，可配黄连、芦根、石斛、竹茹等；若肝火盛者，可配山栀、丹皮、白芍等品。另外，可在清热凉血的基础上，结合清降之品，如大黄、牛膝、瓜蒌仁等以引火下行；并可结合止血之品，如白茅根、旱莲草、侧柏叶、赤芍、茜根等。

3. 解毒利咽：用于实热咽喉疾患。热毒传里，肺胃热盛，热毒上蒸咽喉，则见咽喉红肿疼痛，吞咽不利，口渴身热，或咳痰黄稠黏腻，舌赤、苔黄厚，脉滑数。治当清肺胃热毒，凉膈利咽，方选玄麦甘桔汤（玄参、麦冬、桔梗、甘草）合黄连解毒汤加减。若痰热壅盛，痰黄黏稠、咳吐不利者，可配用射干、牛蒡、瓜蒌、贝母、竹茹、胆星、葶苈等清热化痰。

咽喉居上，连于肺胃，为呼吸之门户，饮食之通道，故咽喉与肺胃最为密切。肺与大肠相表里，而胃与大肠同属阳明经脉。若肺热移于大肠，或阳明热盛循经入肠腑，常导致大肠热结；大肠燥结不通，火热可上蒸于咽喉。因此，咽喉热性疾患，若见大便秘结不通者，应及时使用通腑泄热，如用调胃承气汤、增液汤或大承气汤等，使邪有出路，才可取效。

另外，清瘟败毒饮在耳鼻喉热毒炽盛证的应用也颇为广泛。清瘟败毒饮为余师愚《疫疹一得》之方，原为治感受暑燥淫热疫气而设，由白虎、黄连解毒、犀角地黄等合方加减而成，具有清热解毒凉血之功，以通治热毒极盛，毒邪充斥表里上下之证。王孟英认为清瘟败毒饮"此为十二经泄火之药也，凡一切火毒，表里俱盛，狂躁烦心，口干咽痛，大热干呕，错语不眠，吐血衄血，热甚发斑，不论始终以此为主方。"《疫疹一得》又称《疫病篇》，就有用本方治疗耳后硬肿、鼻衄、齿衄、咽喉肿痛等症的论述，对一切热毒炽盛之证，及时应用，灵活化裁，可收佳效。如耳病者，可选加银花、连翘、花粉、板蓝根、紫花地丁、蒲公英、龙胆草等；衄血者，可选加鱼腥草、大黄、白茅根等；咽喉肿痛者，可选配射干、山豆根、贝母、花粉等。

三、清热养阴

在温病过程中，由于温邪为阳邪，易于化燥化火，容易伤阴耗液。叶天士说："热邪不燥胃津，必耗肾液。"吴鞠通说："温热，阳邪也，阳盛伤人之阴也。"又说："热病有余于火，不足于水，惟以滋水泻火为急务。"阐明了热病存阴之重要。所以，耗津伤阴乃温病之常见病机，而清热养阴成了温病治疗的基本法则。从耳鼻喉热性病临床表现来看，其道理也是一致的。根据吴鞠通"温病伤人之阴，故喜辛凉甘寒、咸寒以救其阴"之说，清热养阴在耳鼻喉热性病发展不同阶段中的应用可有：

1.清热护阴：在清热解毒的基础上，配用养阴生津之品，主要用于热盛伤阴者。常见身热，喉间肿痛，口干咽红，龈肿，或鼻衄，小便短赤，舌红，脉弦数或细数等证。故在清热解毒的基础上，选加知母、芦根、花粉、元参、石斛等品。

2. 甘寒生津：是以甘寒之品为主，用于热退而肺胃阴伤者。常见低热，口干咽燥，汗出，虚烦，两耳失聪，大便干结，舌红绛苔少，脉细数等证。常用玉女煎，或益胃汤加减。

3. 咸寒增液：热邪深入下焦，肝肾之阴受伤。邪少虚多，出现头晕眼花，耳鸣腰酸，口舌干燥，潮热盗汗等证。吴鞠通认为："盖初则阳火上闭，阴精不得上承，清窍不通，继则阳亢阴竭……于温病六七日以外，壮火少减，阴火内炽耳聋者，悉以复阴得效。"故可用加减复脉汤加减治疗。

总之，合理使用清热养阴法，可起到扶正祛邪之功，祛邪而不伤正。但也要注意扶正不得碍邪，初起热盛而正气未虚者，不宜早用；对于阴虚而脾弱，大便稀清者，慎用麦冬、玄参等凉润之品。

四、清化湿痰

在耳鼻喉热性病中，由于邪热上犯每易使清窍闭郁而气机不畅，导致湿浊停阻进而则聚而成痰，所以在针对热性证候采用上述诸法的同时，结合芳香通窍，清热化湿，清热化痰等法，更有利于疾病的尽早康复，分述于下：

1. 芳香通窍：主要用治耳鼻清窍闭塞、气道不利者。如耳窍闭塞失聪，可配用菖蒲、藿香、青皮、香附、木通等；鼻窍闭塞，通气不利，可配用苍耳、辛夷、藿香、佩兰、菖蒲、薄荷、白芷、丝瓜络等品。

2. 清热化湿：热邪上蒸，湿浊停阻，或感受湿热之邪，可出现耳部流脓或鼓室内有渗出液，或鼻塞流黄涕，缠绵难愈，当结合清热化湿之品，如车前子、通草、苡仁、冬瓜仁、泽泻、茯苓等，或用甘露消毒丹加减（滑石、绵茵陈、黄芩、石菖蒲、贝母、木通、藿香、射干、连翘、薄荷、白豆蔻）。

3. 清热化痰：咽喉为患，常由于火热上蒸，炼津成痰，痰涎结聚于咽喉，阻遏气机，当治以清热化痰，可用吴鞠通宣痹汤（枇杷叶、射干、郁金、白通草、香豉）加减，吴氏原为"太阴湿温、气分痹郁而哕者"而设，以轻宣肺痹为主。临床上可视其热痰之偏重化裁使用，如热偏重，症见咽喉红肿疼痛，痰色黄稠，舌红，苔黄腻，脉数者，可选加银花、连翘、马勃、山豆根、贝母、瓜蒌、葶苈等；若痰偏盛，症见咽肿似有物阻，痰多色白，舌苔黄腻，可选加藿香、茯苓、蔻仁、橘红、滑石等品。有报道用宣痹汤治疗慢性肥厚型咽炎，疗效较佳。

（刘仕昌）

年谱

刘仕昌教授，男，汉族，广东省惠州市人。

1914 年生于当地中医世家。

1934 年惠阳县第一届考试录取中医生。

1938 年 7 月，深造于广东中医药专门学校。

1954 年 4 月至 1956 年 12 月，先后被选为惠州镇及惠阳县第一、第二届人民代表，惠州镇卫生工作协会副主任，同时参加惠州镇中西医联合诊所任副所长。

1957 年年初，任广东省中医进修学校教师，尔后在广州中医学院温病教研室任教。

1978 年评为副教授，任温病教研室主任，硕士研究生导师。

1985 年评为教授。

1986 年认定为温病学博士生导师，培养硕士生 20 多名，博士生 8 名。

1990 年由国家人事部、卫生部、国家中医药管理局定为

全国 500 名继承中医药专家学术经验导师。获广东省颁发名
中医称号。现任广东省学位委员会委员。主编《温病选读》，
并参加《中医大辞典》编写工作。发表"温病昏谵证治""叶
天士学术思想及对后世医学的影响"等论文多篇。

1993 年获广东省高教局优秀教学成果二等奖。

1998 年获广东省中医药科技进步一等奖。

1999 年获广东省中医药科技进步二等奖。

研制胃宝、前列宝临床有较好疗效，并有脑力素、东方
病毒清等药品即将面世。

刘仕昌教授是中国中医药学会传染病分会顾问，广东省
热病专业委员会顾问。由于刘仕昌教授 66 年来对中医医疗、
教育、科研方面的巨大贡献，被广州中医药大学授予"终身
教授"称号。

刘仕昌教授温病学术思想简介

　　刘仕昌教授在长期的温病学临床、教学工作中积累了丰富的经验。现将刘老有关温病辨证论治经验特点介绍如下。

一、将温病辨治理论系统化

　　刘老认为，温病学是我国历代医学家在长期的临床工作中总结出来的一门临床学科。其主要理论"卫气营血""三焦"辨证学说，长期有效地指导临床实践，在我国传染病及感染性疾病的防治中起着重要作用。但是应当指出，这些理论并非完美无缺。从临床运用较广的卫气营血辨证来看，虽然说理比较清楚，层次比较分明，临床容易掌握运用，但其结合脏腑不够密切，且缺少温病后期许多证治内容。三焦辨证理论虽然在上述问题上补充了卫气营血辨证的不足，但却显得说理不够清楚，阶段性不明确。如同样是上焦病，可能病初的肺卫证，又有气分的肺热壅盛证，甚至热入心包证也归于上焦病；如用上焦病治疗原则"治上焦如羽"，用轻清宣透的方法，则只能用于邪在肺卫者，而不适用于肺热壅盛，更不可用于热入心包了。可见两种理论，各有长短。故长期以来，临床医生辨证时便各取所需，容易造成紊乱，且没有统一的辨证标准，科研工作亦难于开展，势必影响温病学理论的发展。为了使温病辨证理论更加完善，刘老带领我们温病教研室全体老师，结合临床及教学经验，进行反复讨论，最后确立了以卫气营血辨证为基本纲领，并将三焦辨证密切结合脏腑的优点补充进去。将下焦病（温病后期证治）补充进血分证中，认为下焦病实质是阴精受损，精血同源，关系密切，故可将其归于血分证的虚热证。这样卫气营血辨证理论便更加完善、更加实用了。卫分证主要反映邪在肺卫，为温病的初起阶段；气分证范围较广，温病尚未入营分之前的各脏腑生理功能紊乱所表现出来的证候，均可归于气分范畴，主要的证型如肺热壅盛、热在胸膈、热郁于胆、邪入三焦、湿热困脾、胃热炽盛、胃肠热结、小肠热盛、热迫膀胱……；营分证主要为热灼营阴，热入心包；血分证除包括实热证之热盛迫血、瘀热内阻外，还包括了新补充的虚热证之热伤真阴、虚风内动等，最后可发展为阴竭阳脱。如此将以前的卫气营血辨证、三焦辨证的优点集中于一身，使温病辨证理论更加完善，适应临床，更利于温病科研工作。我们用这理论指导教学、临床及科研工作，效果极好，很受欢迎，实为温病辨证理论之一大发展。

二、倡导岭南温病学

刘老根据岭南地区气候、环境以及人体体质、饮食习惯等，认为本地区温病的发生、病理变化等具有一定的特异性。岭南地区气候炎热，四季淫雨，湿热特甚，加上人体阴虚内热者多，脾胃湿困者多。故岭南温病具有明显的热象偏盛、易伤气津和多兼湿困的特点，患者往往表现为虚实夹杂，湿热胶结的矛盾状态。治疗应以清热解毒，顾护气津，化湿运脾等，做到祛邪不伤正、扶正不恋邪、化湿不助热、清热不伤脾。多年来刘老和彭胜权教授两位温病学科带头人，带领教研室老师及历届研究生，本着继承和发扬温病学的宗旨，围绕岭南温病进行多侧面、多层次、多学科的临床与实验研究，取得了重大成果。（参阅《岭南温病研究与临床》广东高等教育出版社 1991 年）

三、开拓温病诊断手段

刘老认为，温病由外感温邪引起，起病迅速，变化多端，有些极为凶险，及时、正确的诊断，可为准确的治疗赢得时间。

一般温病诊断基本方法亦离不开四诊合参，全面分析。温病尤重视辨热型、辨舌、辨斑疹白痦、辨昏谵、辨痉厥、辨二便等，这些温病学已有许多介绍。除此之外，刘老在长期的临证中，独创温病辨咽喉一法，认为咽喉为肺胃之门户，温邪侵犯人体，多从口鼻而入，咽喉首当其冲。咽喉是全身经络直接经过，或间接关联的重要部位，与五脏六腑之气相通，且可被直接观察到。故仔细辨别咽喉及其变化，结合四诊材料，能帮助了解邪正抗争及津气存亡的重要情况。

1. 辨邪之浅深：如咽痒不适，或微红微痛，伴发热、恶风寒、咳嗽者，为温病初起、邪在肺卫；若咽喉红肿疼痛、甚则出现脓点、伴发热、口渴者，为邪在气分、热毒炽盛；若热入营血，往往在口腔黏膜、咽喉部位等处最早出现出血斑点，据此可早作预防性治疗，赢得救治时间，不然病情发展到全身斑疹显露，或邪热迫血妄行，出现各系统出血时往往难于救治。

2. 辨邪之性质：如湿热温病，多表现为咽微红或不红，苔腻尤为舌根部近咽喉部为甚；燥热温病则往往咽喉红肿热痛较剧，舌红、苔黄，舌根部近咽喉焦燥；咽痒不适、伴发热恶风、舌边尖红、苔薄者，多为风热在表之证；若口腔见科氏斑点则为麻疹独有之象；若口腔咽喉糜烂、满布白色伪膜、舌苔白腻者，为湿热蕴毒所致。

3. 辨津气之存亡：虽温病发热口渴，若咽喉湿润有津者，为津伤不甚、肾阴尚充；若咽干、口燥、烦渴、或见口腔溃烂、红肿疼痛者，为胃热炽盛、胃津受伤；若见咽干、漱口不欲下咽、或见口腔溃疡久久不愈、舌干少苔者，为肾阴亏损；若见咽喉干枯、舌质干绛、舌痿或内缩者，为真阴耗竭之象。

4. 治疗指导：根据辨咽喉的情况，参合四诊资料分析，可指导临床辨证用药。对一些临床无证候可辨的乙型肝炎或表面抗原阳性者，刘老便以辨咽喉作为重要根据之一指导治疗，咽红者多用清热祛湿药，咽不红者则重理肝脾，少用苦寒清热之品，临床观察，效果颇佳。除此之外，刘老亦重视引进现代科学方法，用于温病的诊断。如近年刘老所开展的科研课题就是力图用现代科学的方法检测诊断温病，开拓更多更适用的温病诊断手段。

四、丰富温病治疗方法

刘老从医数十年来，孜孜不倦，勤求古训，博采众方，取其精华，用于临床，加以发挥，在温病的治疗中经验丰富，选方用药处处体现轻清灵巧。

用药轻清，这是刘老治疗温病的一大特点。轻药亦能治大病，如果不是基本功过硬，经验丰富，自信心强者是很难做到的。刘老常常教诲：善医者，在于用药恰到好处。辨证不准，心中无数者用药势必杂乱无章；辨证准确则能对症下药，往往能事半功倍。如刘老曾治一2岁小孩，平素羸弱多病，因肺炎发热体温未及39℃即出现惊厥、抽搐，西医抗菌、镇静及中药紫雪丹等治疗，仍发热，时见抽搐。后请刘老会诊，见舌少津，脉细而数。刘老诊为风温。但因病孩平素身体羸弱，复感风热病邪，最易引动肝风，为虚实夹杂之证。予银花、连翘、菊花、钩藤、僵蚕、牛蒡子、浙贝母、黄芩各6克，蝉蜕3克，甘草2克。轻清疏风透邪、息风止痉。另加西洋参6克炖服，补益津气。3剂过后发热减退，抽搐已止，上方加减调治2周而愈。药虽平淡，皆因对证，故能获良效。又如刘老自拟验方茵芩苡仁汤（茵陈、黄芩等）于温病热证，多能使湿热胶结之邪逐渐透解分消。临床灵活加减运用，经多年验证，效果良好。

处方灵活巧妙则为刘老治疗温病的另一特点。灵活表现在临证必因人、因时、因地而治，四时温病各有特点，用药特点有所不同。如冬春风热病邪致病较多，温病初起多取银翘散、桑菊饮等疏风泄热之剂；暑天则多用新加香薷饮加味，香薷、青蒿、扁豆花、荷叶、苡仁等为常用解暑之品；秋冬气候干燥，则常用俞根初加减葳蕤汤滋阴解表。另外，刘老根据岭南气候特点及人们生活习惯，认为岭南温病多夹湿邪；湿温不仅长夏可见，而全年均有发生；治疗时湿邪不清则热势难解，必须注意分消湿热。

另外，刘老十分注意服药方法。如温邪较盛，体质尚佳者，多用 1 天 2 剂，上下午各服 1 剂；若体质较差者，或温邪不盛者日服 1 剂，分 2 次服，中间相隔 3～4 小时。这样使体内始终维持药效，效果较佳。另外应用温病三宝（安宫牛黄丸、紫雪丹、至宝丹），刘老亦有独到经验，认为应在热闭心包的预兆时及早用，不必待神昏谵语等证候出现后才用，临床验证结果认为当深昏迷时大脑皮层处于全抑制状态，这时使用则效果较差。

刘老长期从事温病学临床、教学工作，治学力求于实践中检验和继承前人理论，取其精华，弃其糟粕，并于实践中发展温病学理论。

（钟嘉熙）